陕西出版资金资助项目

公民现场自救互救系列丛书

全面·细致·有效

扫描书内二维码
看视频 学急救

公民常见灾害

［急救手册］

主编　蔚百彦　尚向涛　张　丽

编委　李　杨　刘　倩　马晓静

　　　杨丽萍　解　威　丁　玲

　　　肖　玉　常玉珠　肖　莹

　　　刘　营　来佳琳

U0282698

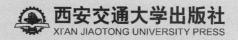

西安交通大学出版社

XI'AN JIAOTONG UNIVERSITY PRESS

内容简介

本书将各种常见灾害急救经验进行汇集,相信公民朋友读了这本手册,会在遇到同类事故之时,迅速作出正确反应。一旦灾难降临,保持清醒的头脑、随机应变很重要,这样不仅可以使自己顺利脱险,还能帮助身边的人化险为夷。本书的最大特点就是全面、细致、有效,可以解决紧急问题。对于常见灾害,它不仅注重处理,还强调防治结合,最大程度地方便我们的生活,使我们的生活更安全、更快乐、更幸福。本书是一本人人必看、家家必读的常备书。

图书在版编目(CIP)数据

公民常见灾害急救手册/蔚百彦,尚向涛,张丽主编.
—西安:西安交通大学出版社,2016.6
ISBN 978 - 7 - 5605 - 9079 - 0

Ⅰ.①公… Ⅱ.①蔚… ②尚… ③张… Ⅲ.①急救-
手册 Ⅳ.①R459.7 - 62

中国版本图书馆 CIP 数据核字(2016)第 246197 号

书　　名	公民常见灾害急救手册
主　　编	蔚百彦　尚向涛　张　丽
责任编辑	赵文娟

出版发行	西安交通大学出版社
	(西安市兴庆南路 10 号 邮政编码 710049)
网　　址	http://www.xjtupress.com
电　　话	(029)82668357　82667874(发行中心)
	(029)82668315(总编办)
传　　真	(029)82668280
印　　刷	西安明瑞印务有限公司

开　　本	727mm×960mm　1/16　印张 9.5　字数 168 千字
版次印次	2016 年 11 月第 1 版　　2016 年 11 月第 1 次印刷
书　　号	ISBN 978 - 7 - 5605 - 9079 - 0/R·1422
定　　价	28.50 元

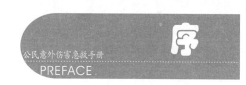
　　伴随着我们国家现代化的进程，急救医学得到迅速发展，特别是现场院前急救已家喻户晓、深入人心，如何把现场急救工作做得更好已成为急救医学体系中的重要课题。时间就是生命，给意外伤害患者赢得有限的时间在急救实践中显得极其重要。公众意外伤害急救的意义就在于使急危重症患者得到及时、有效的救治，使生命得以维持；同时减轻患者、亲属、同事们的负担和精神压力，使他们从心理上得到安慰，充分体现和谐社会的人文精神。近些年来，由于社会的进步和发展，人们对生活质量、健康水平的要求越来越高，良好的现场急救医疗服务已成为人们普遍的期望，院前急救事业进入一个新的快速发展时期。

　　"公民现场自救互救"系列丛书的编写目的是让读者能够了解到常见意外伤害、灾害、中毒、突发急症的应急处理方法，希望对挽救生命、减轻痛苦和促进健康有所帮助。相信广大读者通过学习后，再遇到紧急情况时就会处事不惊、应对有方。

陕西省医学会院前急救分会主任委员

第一医院院长

2016.6

地震、泥石流、洪水这样的重大自然灾害，人们也许一生也不会遇到。但是一旦碰到了，那就可能是毁灭性的。尤其是在我国部分地区，自然灾害频发，"5·12"汶川地震，"4·14"玉树地震，湖南、湖北和吉林的洪水，甘肃舟曲特大山洪泥石流的发生，让人们心有余悸。那么当这样的灾难来临，这种千钧一发的时候，遇难者尤其是我们广大公众应该怎么办？

现实生活中，这些灾害事故不可能完全依靠军人、医生、消防员来解决，作为当事人，如何在第一时间做出应对，进行自救和互救将是保障生命的重要手段。我们非常有必要提高人们尤其是普通百姓和基层人员面对危急情况时的应变能力，及时解决大小问题，保障自身及财产安全。

一般说来，处理临时应急事件的经验，需要平时相关知识的不断积累，《公民常见灾害急救手册》将各种经验进行汇集，相信广大公众朋友读了这本小手册，会在遇到同类事故之时，迅速作出正确反应，一旦灾难降临，保持清醒的头脑、随机应变，这样不仅可以使自己顺利脱险，还可以帮助身边的人化险为夷。所以，提高安全意识，有意识地去预防，能够最大限度地避免安全事故的发生。本书的最大特点就是全面、细致、有效，可以解决紧急问题。对于常见灾害，它不仅注重处理，还看重防治结合，最大程度地方便我们的生活，使我们的生活更安全、更快乐、更幸福。

蔚百彦

2016.6

目 录
CONTENTS

下篇：人为灾难 ▶

ZIRANZAIHAI SHANG PIAN

自然灾害

上篇

灾　害

灾难的概念和定义

灾害表现为客观条件的突变给人类社会造成人员伤亡、财产损失以及生态破坏的现象。世界卫生组织对"灾害"的定义：任何能引起设施破坏，经济严重损失、人员伤亡、人的健康状况及社会卫生服务条件恶化的事件，当其破坏力超过了所发生地区所能承受的程度而不得不向该地区以外的地区求援时，就可以认为灾害（或灾难）发生了。国际减灾委员会对灾害的定义：灾害是一种超过受影响地区现有资源承受能力的人类生态环境的破坏。

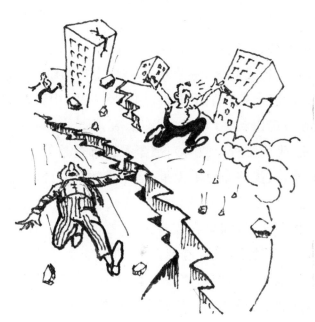

灾害现场

上篇：自然灾害

灾害分类

1. 自然灾害

自然灾害包括天文灾害（如陨石灾害、星球撞击、磁暴灾害、电离层扰动、极光灾害等）；气象灾害（如水灾、旱灾、台风、龙卷风、暴风、冻害、雹灾、雷电、沙尘暴等）；地质灾害（如地震、火山爆发等）；地貌灾害（如滑坡、泥石流、崩塌等）；水文灾害（如海啸、厄尔尼诺现象等）；生物灾害（病害、虫害、草害、鼠害等）；环境灾害（如水污染、大气污染、海洋污染、噪声污染、农药污染等）。

2. 人为灾害

人为灾害包括火灾（如城市火灾、工矿火灾、农村火灾、森林火灾等）；爆炸（如锅炉爆炸、火药爆炸、石油化工制品爆炸、工业粉尘爆炸等）；交通事故（如公路、铁路交通事故、民航事故、海事灾害等）；建筑物事故（如房屋倒塌、桥梁断裂、隧道崩塌等）；工伤事故（如电伤、烧伤、跌伤、撞伤、伤害等20余种）；卫生灾害（如医疗事故、中毒事故、职业病、地方病、传染病等）；矿山灾害（如矿井崩塌、瓦斯爆炸等）；科技事故（如航天事故、核事故、生物工程事故等）；战争及恐怖爆炸等。

在灾害面前，人类并非束手无策，运用人类现有的智慧、知识和科学技术，可以一定程度地防范和减轻灾害的破坏和损失。更重要的是，政府、社会、公众和科学家，如果在灾害发生之前采取了有效的对策，建立预警系统，制订应急预案，设置避难设施，进行安全评估，划定危险地段，广泛开展灾害救援知识和如何避难等教育，灾害发生后，灾害现场的人员就能熟练的开展自救互救等，则完全有可能减少损失和伤亡。

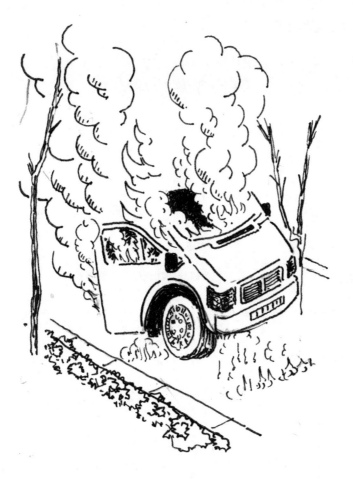

汽车失火

灾害现场伤病员的检伤分类

　　灾害现场伤病员的检伤分类目的在于对伤员轻、中、重和死亡进行分类，根据轻重缓急对伤员进行救治以降低死亡率，关于灾害现场伤病员分类方法，全世界没有统一标准，这里借鉴国外 STRAT 检伤分类法和我国汶川地震的分类方法以供参考。

STRAT 检伤分类法

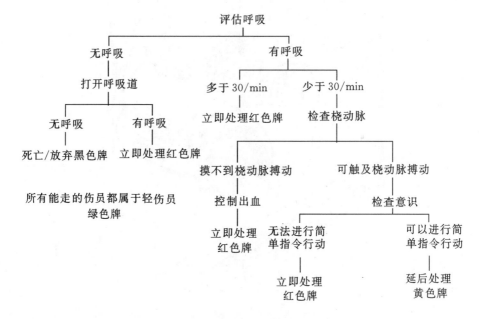

STRAT 检伤分类法

我国汶川地震的分类法

1. 第一优先（红色伤票）

非常严重的创伤,但如有及时治疗即有可生存的机会。

(1)气道阻塞。

(2)休克。

(3)昏迷(神志不清)。

(4)颈椎受伤。

(5)导致远端脉搏消失的骨折。

（6）外露性胸腔创伤。

（7）股骨骨折。

（8）外露性腹腔创伤。

（9）超过 50％ Ⅱ°～Ⅲ°皮肤的烧伤。

（10）腹部或骨盆压伤。

2. 第二优先（黄色伤票）

有重大创伤但可短暂等候而不危及生命或导致肢体残缺。

（1）严重烧伤。

（2）严重头部创伤但清醒。

（3）椎骨受伤（除颈椎之外）。

（4）多发骨折。

（5）须用止血带止血的血管损伤。

（6）开放性骨折。

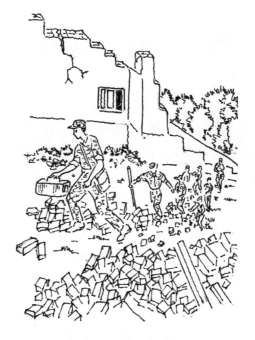

现场急救

 上篇：自然灾害

3. 第三优先（绿色伤票）

可自行走动及没有严重创伤，其损伤可延迟处理，大部分可在现场处置而不需送医院。

(1)不造成休克的软组织创伤。

(2)<20%的<Ⅱ°烧伤并不涉及机体或外生殖器。

(3)不造成远侧脉搏消失的肌肉和骨骼损伤。

(4)轻微流血。

4. 第四优先（黑色伤票）

死亡或无可救治的创伤。

(1)死亡明显。

(2)没有生存希望的伤者。

(3)没有呼吸及脉。

大量伤员救治的操作要点与常见错误

1. 操作要点

采用伤者分类标志，无呼吸、脉搏者，在医疗资源不足的情况下可放弃救治，伤势严重者优先转送，集中轻伤者进行简单护理及安抚，记录转送伤者的数目及伤势。

2. 常见错误

未做检伤分类；现场处理耗时过长（应当迅速而有效地处理威胁生命的伤害）；运送速度过快而导致医疗资源分配不均；决策执行不明确，与其他救援团队沟通不良。

灾区卫生防疫

灾后往往有严重的公共卫生问题。由于缺水造成环境污染；由于人畜死尸腐烂、蚊蝇孳生,卫生机构暂时瘫痪,为疾病(尤其是痢疾、肠炎、腹泻等肠道传染病和其他疾病)爆发流行创造了条件。"大灾之后必有大疫",历史上灾后瘟疫流行屡见不鲜。因此,必须开展有效的卫生防疫工作,消除灾难引起的公共卫生后果。包括以下主要步骤。

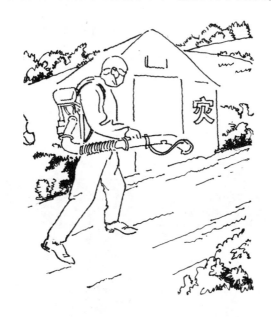

灾区卫生防疫

(1)组织救灾防疫队,携带全部医疗、防疫、检验设备进入灾区,进行流行病学调查。一般在抢救结束后立即组织动员群众,开展卫生防疫工作。

(2)检验水质,保护和开发水源,消毒饮用水,解决供水问题。

(3)设置厕所,管理粪便垃圾,深埋人畜尸体,大力消灭蚊蝇。

(4)根据当地疫情普遍服药接种,采取特别预防措施控制灾后疫病流行。

(5)恢复当地防疫机构,训练人员,修复卫生设施,加强卫生监督。逐步恢复防疫能力。

消除灾民普遍的心理障碍和精神应激

在毫无准备的情况下突然遭受重大精神刺激容易出现反应性精神病和精神症状。这种疾病同灾前身心状态、性格特征和神经类型有关，具体表现为反应性朦胧、反应性木僵、反应性兴奋、反应性痴呆等。如未形成精神分裂，常无特征性的思维障碍或怪异行为。如果处理及时和适当，一般病程较短且预后良好。

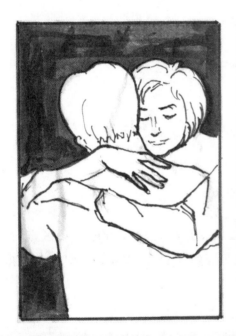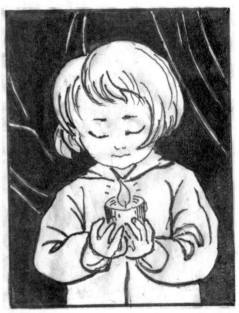

温暖心灵

常见灾害的现场急救

创伤的早期救治

1. 止血

止血主要用于外出血。

血液占人体体重的 $7\%\sim8\%$。正常成人体内约有 5000mL 血液。血液的主要功能是为身体各组织提供氧气和营养成分,并带走组织产生的二氧化碳和废物。正常生理状态下,血液在心、血管(动脉、毛细血管、静脉)组成的密闭管道内循环流动,在毛细血管网处与组织发生成分交换。由于外伤等原因使血液流出到此管道外,即为出血。短时间内失血过多,会致人休克,影响组织血供,甚至危及生命。出血$<5\%$无明显症状,可自动代偿。出血$>20\%$出现休克症状,出现颜面苍白,肢体冷汗等。出血$>40\%$血压测不出,脉搏摸不到,心慌,呼吸快,可导致死亡。所以一旦发生出血,一定要采取紧急措施进行止血,止血主要用于外出血,而且在意外发生的现场的外出血,控制出血往往是非医务人员所能做到的,要求迅速方法得当。

止血、包扎、固定

（1）指压止血

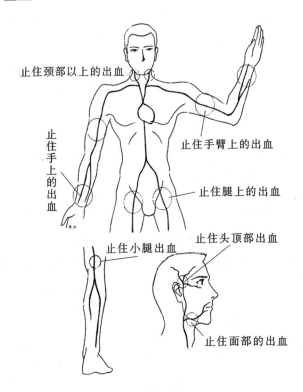

止住颈部以上的出血

止住手臂上的出血

止住手上的出血

止住腿上的出血

止住小腿出血

止住头顶部出血

止住面部的出血

指压止血法

（2）加压包扎止血

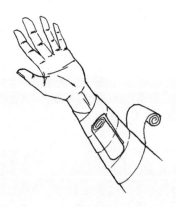

加压包扎止血

（3）压迫止血

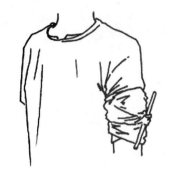

包扎绞紧止血

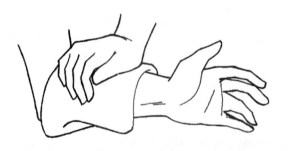

伤口直接压迫止血

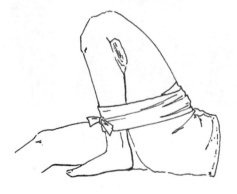

屈膝加垫压迫腘动脉

 上篇：自然灾害

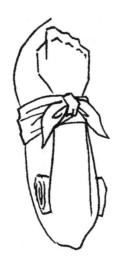

屈肘加垫压迫肱动脉

（4）止血带止血

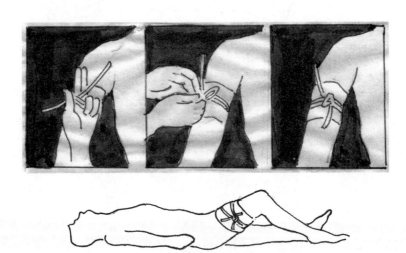

止血带止血

2. 包扎

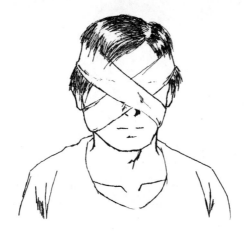

眼部包扎

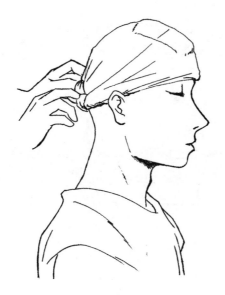

头部包扎

上篇：自然灾害

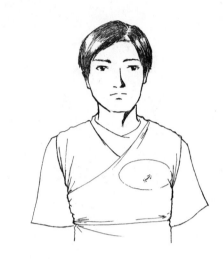

胸部有异物插入的包扎

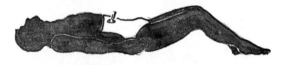

腹部有异物插入的包扎

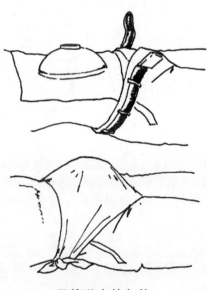

肠管溢出的包扎

3. 固定

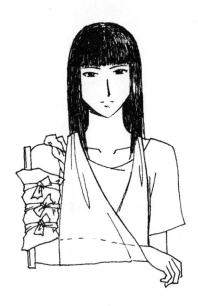

上臂骨折的固定

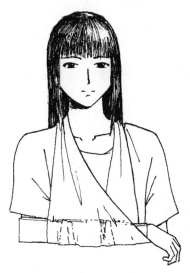

前臂骨折的固定

 上篇：自然灾害

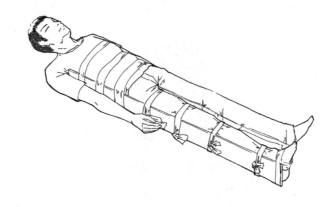

大腿骨骨折的固定

夹板长度在骨折部位上下超过两个关节

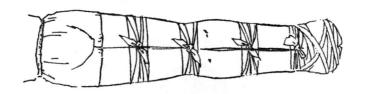

在无夹板时,可将骨折侧肢体固定在健侧肢体上

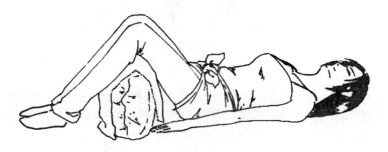

骨盆骨折的固定

4. 搬运

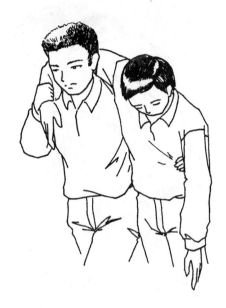

搭肩

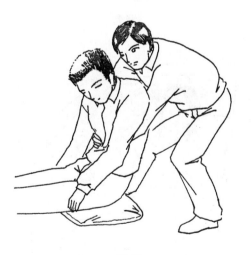

拖拽

上篇：自然灾害

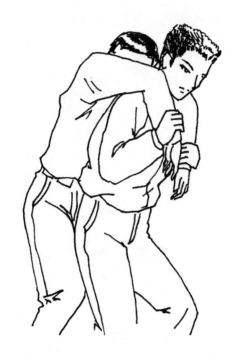

背负

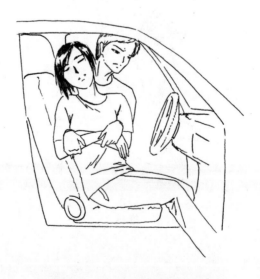

交通事故从机动车辆驾驶室搬出

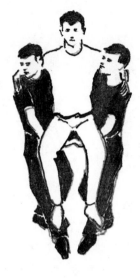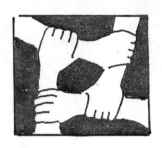

双人搬运者的手交叉做成座椅，让患者坐在上面

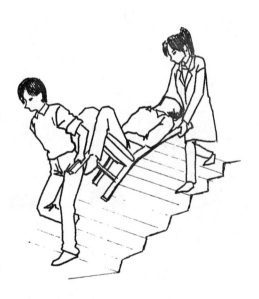

患者受伤时，也可使用座椅搬运

上篇：自然灾害

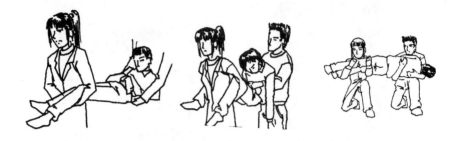

无骨折情况下搬运

　　无骨折情况下一人支撑患者的膝部，另一人支撑上身和上肢搬运。患者在无意识时要注意不让患者身体弯曲，用手支撑患者的颈部、背、腰、膝等部位。

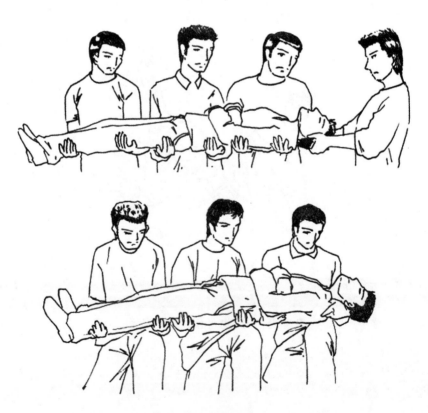

多人搬运

多人搬运时，往上抬起患者时，用手支撑患者的头、颈、背、膝下等部位。全员的手高度要一致，让患者呈现水平状态。

脊柱损伤的固定和搬运

脊柱为人体的中轴骨骼，是身体的支柱，有负重、减震、保护和运动等功能。

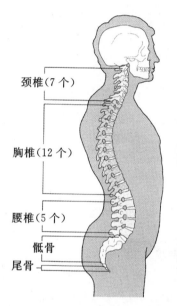

颈椎(7个)

胸椎(12个)

腰椎(5个)

骶骨

尾骨

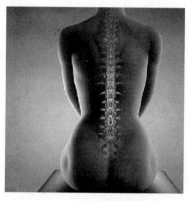

023

模式图示脊柱

外伤颈椎受外伤后，以及怀疑颈椎骨折或脱位时必须用颈托固定。但颈托不能完全固定头颈部，搬运伤员时必须配合头部固定器和脊柱板。

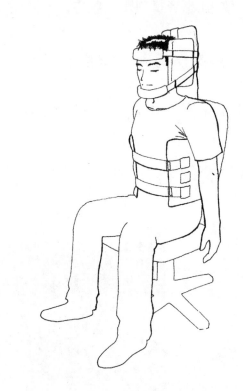

解救套(短脊板)

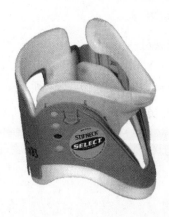

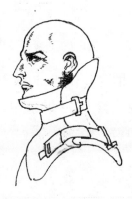

颈托

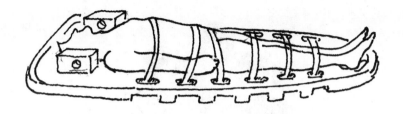

脊椎固定板(长脊板)

一、颈椎损伤

现场判断

外伤史：如交通伤、剧烈碰撞、高处坠落、头部和背部受伤等。

临床特征：颈后剧烈疼痛，局部压痛明显，伴有枕后放射痛，颈部活动受限。第3颈椎以下的损伤，除颈后疼痛外，颈前也有疼痛，颈周围压痛明显，可出现脊髓受损症状。意识不清的伤员不能叙述病情，按照疑似伤员进行颈椎固定。

现场处理

1. 颈椎损伤的处理原则

头颈部制动、躯干制动，防止移动。必须移动伤员时，先用颈托固定颈部制动，以免头颈部扭转、屈曲而加重或造成颈髓损伤。采取轴向移动身体，翻转伤员时尽量采用"原木滚动法"，搬抬时采取手锁翻转法配合"水平搬抬法"如果伤员没有意识，则开放气道，检查呼吸，采取必要的生命支持措施。转运时需用专用担架及固定设备稳妥固定后转运。专用担架为脊柱固定板，固定设备为头部固定器、颈托、约束带等。铲式担架不能单独作为颈椎损伤患者的搬抬工具使用。

 上篇：自然灾害

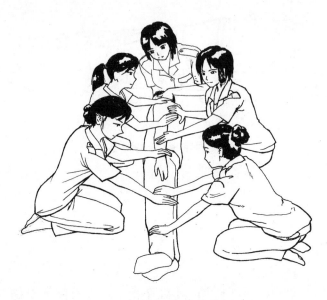

原木滚动法翻转伤员

2. 颈椎损伤患者的手锁翻转法

适用于颈椎损伤患者的翻转和移动,最大限度地进行"原木滚动",稳定受伤脊椎,避免脊髓神经损伤或加重损伤。手锁方法包括头锁、胸锁、头肩锁、肩锁、胸背锁等。

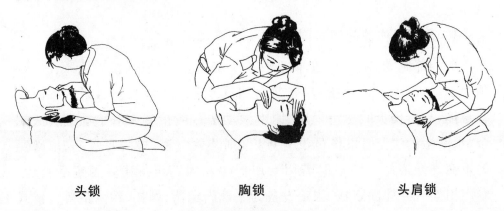

| 头锁 | 胸锁 | 头肩锁 |

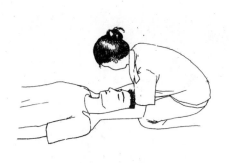

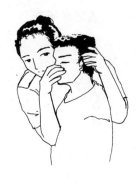

肩锁 　　　　　　　　　　　　　　胸背锁

急救人员要根据现场情况灵活运用上述手法。在搬运此类伤员时，急救人员要注意方法，同时避免自己受伤。

2. 颈椎损伤的固定与搬运

首先控制现场，然后将俯卧的伤员翻转成仰卧位，3 人按"原木滚动"原则将伤员转到 90°侧位，转动时保持头、颈、胸、腰、腹在同一轴向。

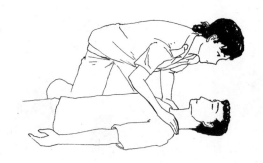

询问患者

（1）确保环境安全。

（2）救助者呼唤伤员以了解其清醒程度，向伤员表明自己的身份，根据伤员的叙述，当怀疑有颈椎损伤时，应按颈椎损伤处理，并嘱咐伤员不要动。

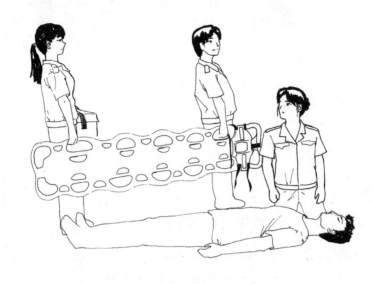

现场准备物品

（3）救助者招呼助手携带器械共同处理。

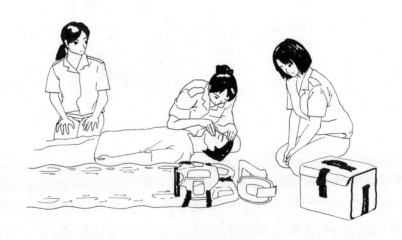

固定伤员 1

（4）助手 A 首先用胸锁将伤员固定在地上。

（5）救助者头锁，固定好后，助手 A 可离开。

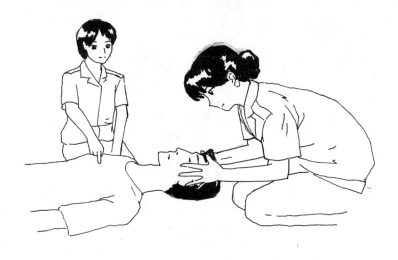

固定伤员 2

（6）助手 A 用食指或中指沿伤员胸骨上凹划至胸骨与两乳连线中点定位。救助者以头锁做牵引复位，使伤员鼻尖、下颌与助手 A 的中指成一直线。

（7）助手 A 检查伤员颈部有无损伤，确认无损伤后可测量颈部并上颈托。

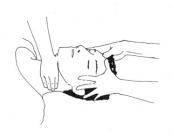

固定伤员 3

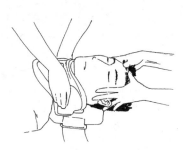

固定伤员 4

029

 上篇：自然灾害

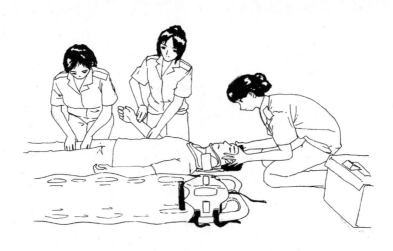

固定伤员 5

　　(8)助手 A 与助手 B 分别检查伤员上肢和下肢、胸腹部、骨盆等。按照由上至下、由内到外的原则检查。

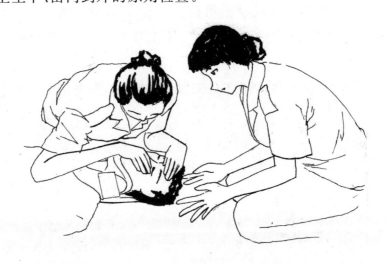

固定伤员 6

　　(9)检查后如无损伤和出血可以准备翻转伤员,助手 A 胸锁,救助者换头肩锁,助手 A 与助手 B 准备翻转伤员。

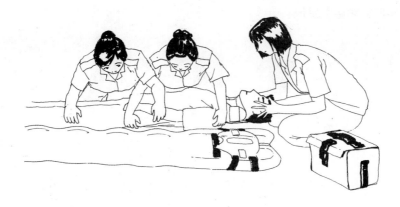

固定伤员 7

（10）助手 A 抓住伤员肩、髋部，助手 B 抓住伤员腰、膝部，由救助者发令，3 人同时翻转伤员。

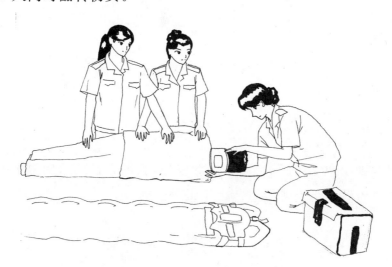

固定伤员 8

（11）助手 A 检查脊柱和背部，如无损伤可上脊柱板。助手 A 与助手 B 将脊柱板放置于伤员身体下，三人同时翻转将伤员放平。助手 A 胸锁，救助者换肩锁。

 上篇：自然灾害

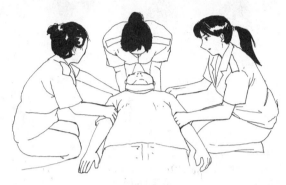

固定伤员 9

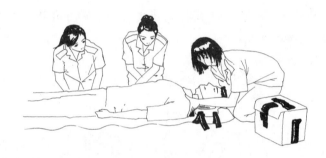

固定伤员 10

（12）助手 A 与助手 B 双手抓脊柱板，救助者发令后同时平推伤员。调整伤员位置。如有需要进行上下调整。

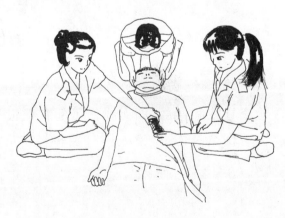

固定伤员 11

（13）救助者头锁，助手 A 与助手 B 同时为伤员上约束带，共 3 根，上身 2 根交叉，下肢 1 根横跨膝关节。

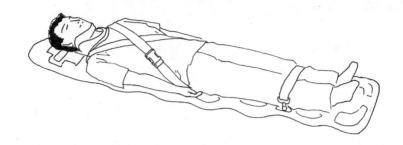

固定好伤员

（14）助手 A 胸锁，救助者与助手 B 上头部固定器。

（15）助手 A 与助手 B 固定手臂，对不能配合的伤员，可使用约束带将其双手固定。

（16）救助者检查约束带固定的松紧度，左右平移不能大于 20 cm。

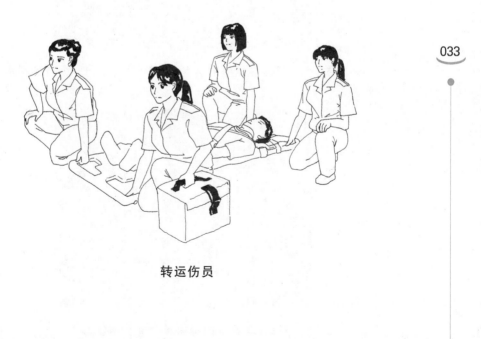

转运伤员

（17）救助者与助手 A、助手 B、助手 C，共 4 人站（蹲）在担架的 4 个角，救助者发令后同时抬起伤员。

二、车祸后车内驾驶员颈椎损伤的急救方法

现场救治方法

有时救护车内没有解救套（短脊板）或者没有配备可采用以下方式。

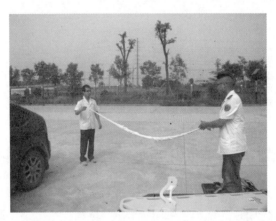

找一床单，两助手各拽床单的斜角（对角）共同朝向一个方向环甩扭

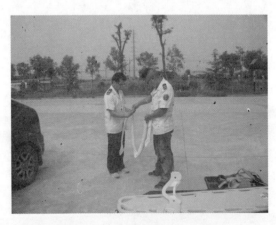

扭成麻花状的绳索作为简易解救套

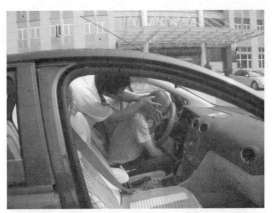

操作者做胸背锁,助手 A 做头锁固定

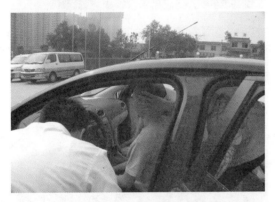

做牵引复位后,助手 A 作头锁,操作者上颈托

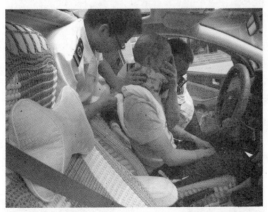

助手 A 将简易解救套从颈后绕至腋下再向后

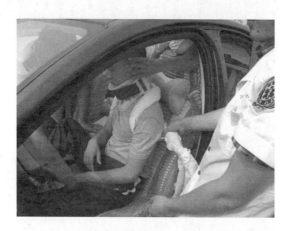

将简易解救套绕向后

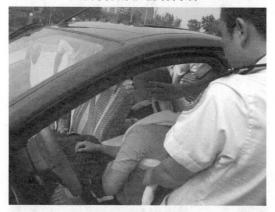

转身将患者置 90°侧位

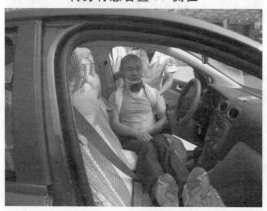

助手先用头锁再换双肩锁

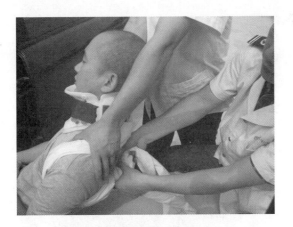

将患者平放在脊柱固定板上

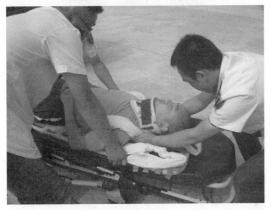

将患者平放

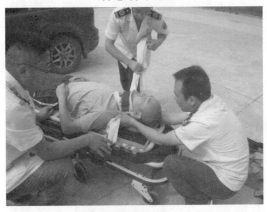

撤掉简易解救套

 上篇：自然灾害

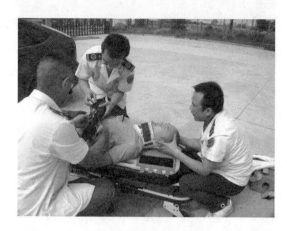

约束带固定

三、婴儿车被扔出窗外的固定和搬运

常见于车祸后，婴儿车没固定或固定不善。

1. 物品：毛巾 10 条、胶布

2. 人员：旁观者两名

3. 操作步骤

（1）控制现场：急救者走近婴儿车，观察周围环境，呼唤婴儿。

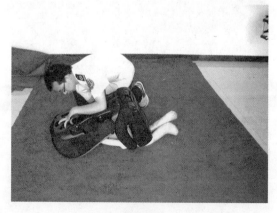

胸背锁

（2）操作者做胸背锁，注意一手在婴儿车的背面，另一手紧贴在婴儿的前胸，将婴儿床翻起。

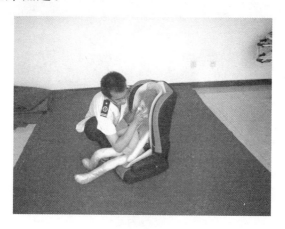

翻起

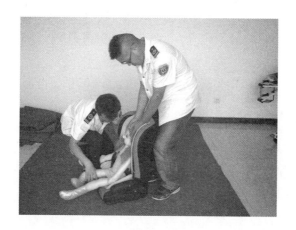

固定

助手做头锁，操作者解开婴儿身上安全带，用毛巾塞住空隙处，肩上、肩下、背部、颈部、双腿之间、腰部等，系上安全带，做胸背锁，助手用胶带在婴儿头部和下颌部贴上两条胶带固定，将婴儿转送至医院。

 上篇：自然灾害

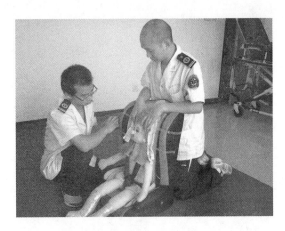

胶带固定

灾害事故前的准备工作

准备工作包括在非常时期需要的物品,包括急救箱、紧急联系的身份卡和灾害事故时的备用品。

1. 急救箱

皮制的或者帆布箱子或者帆布包,比较牢固,便于运输,平时不要放在儿童容易取到的地方,避免高温和高湿度场所。

（1）常用器材

轻便的剪刀、小刀、小镊子、小手电筒、体温表、止血带、废物袋、家用吸氧装置等。

（2）医用器材

医用各种绷带(包括伸缩绷带、弹性绷带、普通绷带)三角巾、棉球、纱布、胶布、雾化止疼剂等。

（3）外用药

消毒用的酒精棉球、碘酒、紫药水、肥皂、抗生素软膏、激素软膏、眼药水、滴鼻液、抗哮喘雾化吸入剂等。

（4）内服药

解热镇痛药、感冒药、胃肠药、止泻药、防晕船晕车药、抗过敏药、抗生素（不能用过期的,应该不断更新）。

2. 紧急联系的身份卡（可参考表1）

表 1　紧急联系身份卡

紧急联系身份卡					
姓名	性别		出生	年 月	日
家庭地址		电话	邮编		
工作单位					
工作单位地址		电话	邮编		
家属姓名	关系	联系地址	电话	邮编	
血型	A　B　O　AB　Rh（　）			过敏史	
现在疾病及用药情况：					
过去疾病及治疗情况：					

3. 灾害事故时的备用品

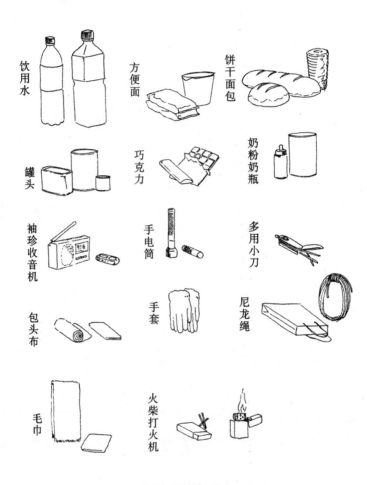

饮用水　方便面　饼干面包

罐头　巧克力　奶粉奶瓶

袖珍收音机　手电筒　多用小刀

包头布　手套　尼龙绳

毛巾　火柴打火机

灾害事故备用品

地　震

地震发生时的逃生方式

震时就近躲避，震后迅速撤离到安全的地方是应急防护的较好方法。所谓就近躲避，就是因地制宜地根据不同的情况作出不同的对策。

经验表明，破坏性地震发生时，从人们发现地光、地声、感觉到有震动到房屋破坏倒塌，形成灾害，有十几秒最多三十秒的时间，这段极短的时间叫预警时间。我们掌握一定的逃生知识，保持头脑清醒，就可能抓住了这段宝贵的时间，成功避震脱险。

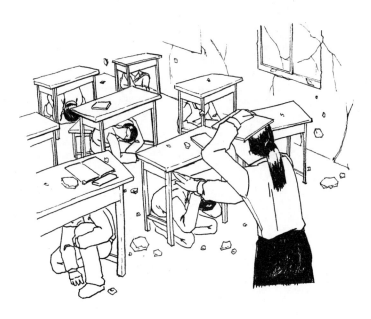

在校学生避震

上篇：自然灾害

学校人员的避震方式

在学校遇到地震时，如果正在上课，学生应听从老师的指挥，迅速抱头、闭眼，就近躲在各自的课桌底沿边角处，待地震过后再有次序地撤离到外面的空地上，切勿盲目乱跑。

平时要结合教学活动，向学生们讲述地震和防、避震知识。震前要安排好学生转移、撤离的路线和场地；震后沉着地指挥学生有秩序地撤离。在比较坚固、安全的房屋里，可以躲避在课桌下、讲台旁。教学楼内的学生可以到开间小、有管道支撑的房间里，绝不可让学生们乱跑或跳楼。

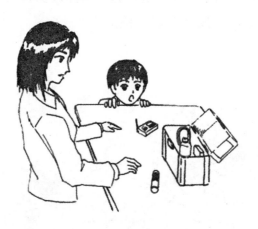

地震应急物品

街上行人的避震方式

地震发生时，高层建筑物的玻璃碎片和大楼外侧混凝土碎块，以及广告招牌、马口铁板、霓虹灯架等，可能掉下伤人，因此在街上走时，最好将身边的皮包或柔软的物品顶在头上，无物品时也可用手护在头上，尽可能作好自我防御的准备，要镇静，应该迅速离开电线杆和围墙，跑向比较开阔的地区躲避。

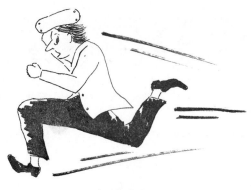

迅速离开

车间工人的避震方式

　　车间工人可以躲在车、机床及较高大设备下,不可惊慌乱跑,特殊岗位上的工人要首先关闭易燃易爆、有毒气体阀门,及时降低高温、高压管道的温度和压力,关闭运转设备。大部分人员可撤离工作现场,在有安全防护的前提下,少部分人员留在现场随时监视险情,及时处理可能发生的意外事件,防止次生灾害的发生。

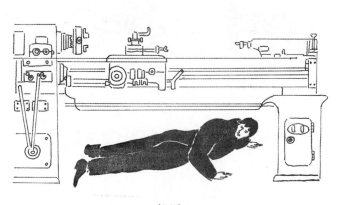

躲避

行驶车辆的应急避震方式

1. 司机

司机应尽快减速,逐步刹闸。将车停在路边,打开双闪应急灯,迅速找到相对安全的开阔地躲避,不要进入隧道或桥下,不要在围栏、墙壁、平房、电线杆附近停车。

2. 乘客(特别在火车上)

乘客应用手牢牢抓住拉手、柱子或坐席等,并注意防止行李从架上掉下伤人。面朝行车方向的人,要将胳膊靠在前坐席的椅垫上,护住面部,身体倾向通道,两手护住头部;背朝行车方向的人,要两手护住后脑部,并抬膝护腹,紧缩身体,作好防御姿势。

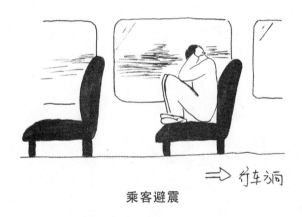

⇒ 行车方向

乘客避震

楼房内人员的应急避震方式

地震一旦发生时,首先要保持清醒、冷静的头脑,及时判别震动状况,千万不可在慌乱中跳楼,这一点极为重要。其次,也可躲避在坚实的家具下,或墙角处,亦可转移到承重墙较多、空间小的厨房去暂避一时。因为这些地方结合力强,尤其是管道经过处,具有较好的支撑力,抗震系数较大。总之,震时可根据建筑物布局和室内状况,审时度势,寻找安全空间和通道进行躲避,减少人员伤亡。

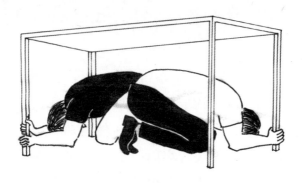

躲避地震

地震到来时,如果正好在公共场所,千万不要紧张慌乱,到处乱跑。应用手或其他物品保护好头部,就近躲在结实的支撑物下。影剧院和体育馆的排椅、商场的立柱和墙角等都是合适的避震处,但应避开大型超市的货柜架,待地震平息后,再有秩序地安全撤离。记住:不要靠近窗口,更不要跳楼逃生。

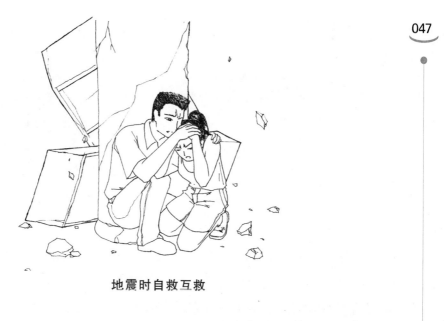

地震时自救互救

商店里人员的避震方式

在百货公司遇到地震时,要保持镇静。由于人员慌乱,商品下落,可能使避难通道阻塞。此时,应躲在近处的大柱子和大商品旁边(避开商品陈列橱),或朝着没有障碍的通道躲避,然后屈身蹲下或坐下,尽量蜷曲身体、降低重心。抓住桌腿等牢固的物体,保护头颅、眼睛、掩住口鼻。晃动过后,应迅速疏导到室外安全地带,等待地震平息。处于楼上位置,原则上向底层转移为好。但楼梯往往是建筑物抗震的薄弱部位,因此,要看准脱险的合适时机。服务员要组织群众就近躲避,震后安全撤离。

地震时利用"救命三角"逃生

最近有人提出的地震时利用"生命三角"逃生值得借鉴。简述如下。地震来时躲在"生命三角"内存活机会最大!

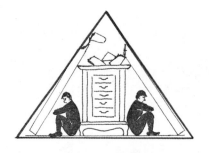
"救命三角"示意图

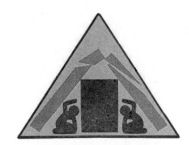
"救命三角"示意图

简单地说,当建筑物倒塌落在物体或家具上的屋顶重力会撞击到这些物体,使得靠近它们的地方留下一个空间。这个空间就是被称作的"救命三角"。物体越大,越坚固,它被挤压的余地就越小。而物体被挤压得越小,这个空间就越大,于是利用这个空间的人免于受伤的可能性就越大。

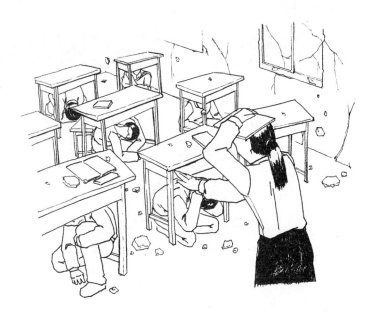

蹲下掩护

当建筑物倒下时,每个只蹲下和掩护的人都几乎全被压死了,而那些躲到物体,如桌子或汽车下的人也总是受到了重伤或死亡。只有躲避在较坚固的高大物体旁的人生存机率最大。

猫、狗和小孩子在遇到危险的时候,会自然地蜷缩起身体。这是一种安全的本能。地震时,你也应这么做。当你在一个很小的空间里便可做到,靠近一个沙发或一个大物体,结果可能仅受到轻微的挤压。

在地震中,木质建筑物最牢固。木头具有弹性,并且会随地震的力量一起移动。如果木质建筑物倒塌了,会留出很大的生存空间。而且,木质材料密度最小,重量最小。砖块材料则会破碎成一块块更小的砖。砖块会造成人员受伤,但是,被砖块压伤的人远比被水泥压伤的人数要少得多。

如果晚上发生地震,而你正在床上,你只要简单地滚下床。床的周围便是一个安全的空间。

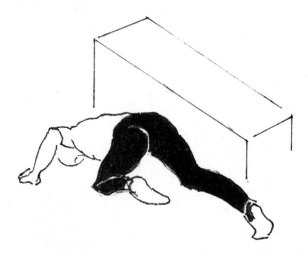

安全空间

如地震发生,你正在看电视,不能迅速地从门或窗口逃离,那就在靠近沙发或椅子的旁边躺下,然后蜷缩起来。

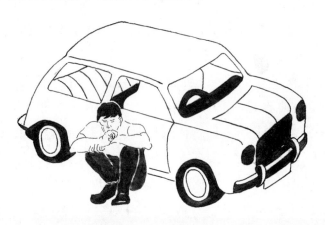

在车旁躲避

大楼倒塌时,被发现很多人在门口死亡。这是怎么回事?如你站在门框下,当门框向前或向后倒下时,你会被头顶上的屋顶砸伤。如门框向侧面倒下,你会被压在当中。所以,不管怎么样,如果在门框附近你都会受到致命伤害!

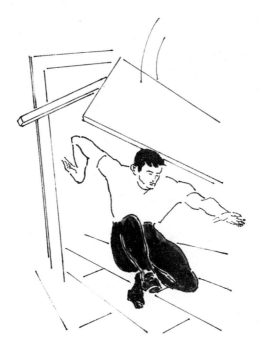

门口处易受伤害

千万不要走楼梯,因楼梯与建筑物摇晃频率不同,楼梯和大楼的结构物会不断发生个别碰撞。人在楼梯上时,会被楼梯的台阶割断,会造成很恐怖的毁伤!就算楼梯没有倒塌,也要远离楼梯,哪怕不是因为地震而断裂,还会因为承受过多的人群而坍塌。

尽量靠近建筑物的外墙或离开建筑物。靠近墙的外侧远比内侧要好。你越靠近建筑物的中心,你的逃生路径被阻挡的可能性就越大。

地震时,在车内的人往往会被路边坠落的物体砸伤,其实,他们可简单地离开车辆,靠近车辆坐下,或躺在车边就可以了。所有被压垮的车辆旁边都有一个近一米高的空间,除非车辆是被物体垂直落下砸中。

地震伤害的类型

地震发生以后,人们往往会受到不同类型的伤害。

1. 机械性外伤

指人们被倒塌体及其各种设备的直接砸击、挤压而造成的损伤，一般占地震伤的 95％～98％。受伤部位有头面部伤、骨折。其中，颅脑伤的早期死亡率很高，骨折发病率占全部损伤的 55％～64％，软组织伤占 12％～32％，其余为内脏和其他损伤。地震伤死亡的原因主要是创伤性休克。

2. 埋压窒息伤

指人们在地震中不幸被埋压身体或口鼻，从而发生窒息。在地震引起的地质灾害（崩塌、滑坡、泥石流）中，能将整个人体埋在土中，虽无明显外伤，但可能窒息死亡。

3. 完全性饥饿

指人们在地震中被困在废墟空隙中，长期断水断食；环境或潮湿、寒冷，或闷热、污浊，使人体代谢紊乱、抵抗力下降、濒临死亡，被救出以后口舌燥裂、神志不清，全身衰竭，往往在搬动时死亡。

4. 精神障碍

指地震时强烈的精神刺激出现的精神应激反应。常见的症状是疲劳、淡漠、失眠、迟钝、易怒、焦虑、不安等。

5. 淹溺

指地震诱发水灾引起。要创造条件实施空中或水上救护，但由于地震淹溺者往往有外伤，因此，增加了治疗难度。

6. 烧伤

指地震诱发的火灾或有毒有害物质泄漏乃至爆炸引起。由于地震火灾往往难以躲避，因此，导致砸伤、烧伤的复合疾病。

7. 冻伤

指地震发生在严冬，在没有取暖设施的条件下引起。

震后互救

震后互救,指地震后灾区幸免于难的人们,对被埋压人员实施救助的措施。由于多种条件的制约,外界救援人员不可能即刻到达现场。因此,灾区人们开展互救活动既近又快,还熟悉情况,所以,在减轻地震灾害方面,具有难以替代的作用。

1. 快速救人

据 1983 年山东菏泽地震统计,震后 20 分钟救活率达到 98.3% 以上,震后 1 小时救活率下降到 63.7%,震后 2 小时还救不出的人员中,因窒息而死亡的人数占死亡总数的 58% 以上。

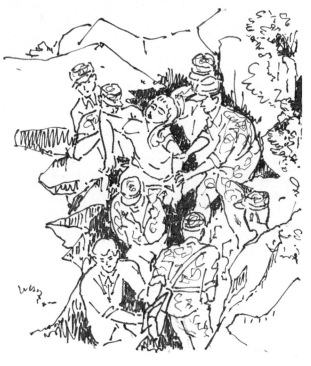

快速救人

2. 救人原则

（1）先近后远

先救近处的人。不论是家人、邻居，还是萍水相逢的路人，只要近处有人被埋压就要救。如果舍近求远，会错过救人良机。

（2）壮大力量

先救青壮年、容易救的人、医护人员、解放军等，旨在壮大互救力量。

（3）安全第一

始终要把安全放在首位，防止对被埋压者造成新的伤害。

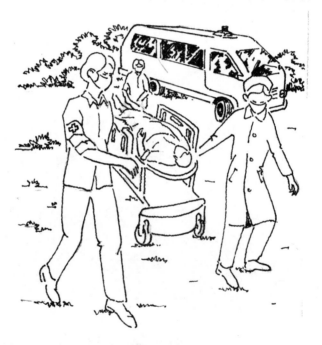

迅速救人

3. 一般方法

震后救人，要根据变化的环境与条件，因地制宜地采取相应的方法。

（1）准确定位

根据建筑物倒塌特点，判断被埋压者的位置。例如，建筑物倒塌以后经常形成一些"安全岛",在这里有时可以找到遇险者;可用人工喊话、敲击、地震犬、被埋压者呼叫等方式寻找被埋压人员;也可请被埋压者家属、同事或邻居提供被埋压线索;或利用先进的科学技术手段,如红外线探测技术、测声定位技术、光学目视探测定位技术、无线电测向定位技术等寻找;还可以根据现场情况进行综合分析,判断被埋压人员位置。

(2)扒挖技术

当自己的亲人被埋压时,心急如焚尽在情理之中,但是在扒挖时千万不能鲁莽。注意用工具扒挖时,当接近被埋压者时不得使用利器;扒挖过程要力求分清支撑物与埋压物,尽量保护支撑物;扒挖时尽早让封闭空间与外界沟通,以便新鲜空气进入;扒挖时如灰尘过大,可喷水降尘;扒挖过程中可将水、食物、药品递给被埋压者,以延长其生命。

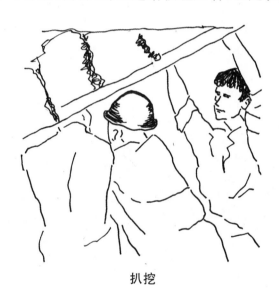

扒挖

(3)施救技术

先将被埋压者头部暴露,清除其口、鼻异物,再使其他部位露出。例如,唐山地震时的一名农家妇女,每救一人,只暴露其头部,然后再救别人,结果她在不长时间内救活数十人;对于头部暴露后不能自行脱险者,要在暴露全身以后再抬救出来,不可强拉硬拽。

 上篇：自然灾害

（4）护理技术

对于在黑暗、窒息、饥渴状态下埋压过久的人，应蒙上眼睛，以避免强光刺激；缓慢呼吸新鲜空气；缓慢进食进水；避免被救人员情绪上过于激动。

（5）搬运技术

对于重伤员，应送往医疗点救治；对于骨折、危重伤员，要有相应的护理措施。

水　灾

水灾泛指洪水泛滥、暴雨积水和土壤水分过多对人类社会造成的灾害。一般所指的水灾为洪涝灾害。

洪灾：是由于江、河、湖、库水位猛涨堤坝漫溢或溃决，水流入境而造成的灾害。

涝灾：由于降水过多，地面径流不能及时排除农田积水超过作物耐淹能力造成农业减产的灾害。

自古以来，洪涝灾害一直是困扰人类社会发展的自然灾害。

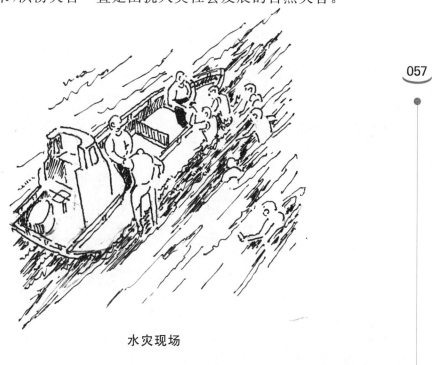

水灾现场

057

现场处理

处于水深在 0.7m 以上至 2m 的淹没区内,或洪水流速较大,难以在其中生活的居民,应及时采取避难措施。因避难主要是大规模、有组织的避难,所以洪水将至的应急方案要注意以下几点。

一要让避难路线家喻户晓,让每一位避难者清楚,洪水先淹何处,后淹何处,以选择最佳路线,避免造成"人到洪水到"的被动。

二要认清路标。在那些洪水多发的地区,政府修筑有避难道路。一般说来,这种道路应是单行线,以减少交通混乱和阻塞。

三要保持镇定的情绪。掌握"灾害心理学"实际上也是一种学问。

平原地区遇洪的应急方案

平原地区受到洪水威胁,尽可能利用船只、木排、门板、木床等做水上转移,不要单身游水转移。

如发现高压线铁塔倾倒、电线低垂或断折,要远离避险,不可接近或触摸防,止触电。远离沟渠、涵洞、桥下、大坑,在暴雨中它们会成为"夺

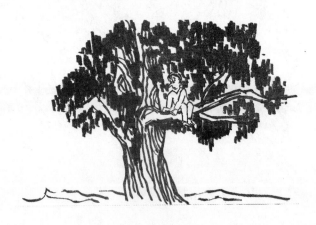

登上大树

命陷阱"尽可能不要穿凉鞋或光脚淌水,因为你的脚会不停打滑,而且水中可能有图钉、玻璃碎片之类的话,会很容易受伤。

保持稳定情绪、选择路标转移避难。判断洪水先淹何处,后淹何处,选择最佳路线,要立即登上屋顶、大树、高墙,暂时避险、等待援救。切忌爬到泥坯墙屋顶,电线杆上避险。

水灾的逃生方式

洪水到来之前,要关掉煤气阀和电源总开关,以防电线浸水而漏电失火、伤人。时间允许的话,赶紧收拾家中贵重物品放在楼上,如时间紧急,可把贵重物品放在较高处,如桌子,柜子或架子上,以免水浸。

在洪水到来之前,要采取必要的防御措施,首先要堵塞门的缝隙,如旧地毯、旧毛毯都是理想的塞缝隙的材料,还要在门槛外堆放沙袋,以阻止洪水涌入。为防洪水涌入屋内,首先要堵住大门下面所有空隙。最好在门槛外侧放上沙袋。沙袋可以自制,以长30厘米,宽15厘米最好,也可以用塑料袋塞满沙子、泥或碎石,添充沙袋。如预料洪水会涨得很高,那么底层窗槛外也要堆上沙袋。

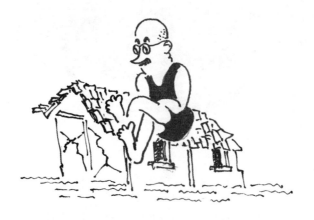

登上房顶

如果洪水不断上涨,在短时间内不会消退时,应在楼上贮备一些食物及必要的生活用品,如饮水、炊具、衣物等,尤其是生活在偏僻地区的人,一旦交通受阻,救援人员两三天内难以赶到,只得自救,必须准备饮用水、食物、保暖衣物以及烧开水的用具。如果没有轻便的用具,可以改吃干粮充饥。还要携带火柴或打火机,必要时用来生火。

如果洪水迅速猛涨,你可能不得不躲到屋顶或爬到高树上,或者要乘自救木筏逃生。此时你要收集一切可用来发求救信号的物品,如手电筒、哨子、旗帜、鲜艳的床单、布缎,沾油破布(用以焚烧)等。及时发求救信号,以争取被营救。否则,你只能坐以待毙。用一些绳子或被单,使身体与烟囱相连,以免从屋顶滑下。

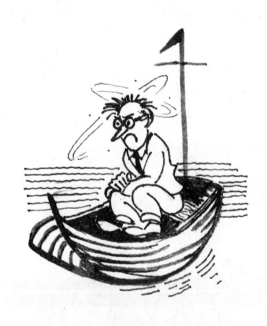

救生筏

如果你不得不逃出险境,你可自制简易木筏逃生。身边任何入水可浮的东西,如床、圆木、木梁、箱子、木板、衣柜,都可制作木筏。如无绳子,可用被单绑扎木筏。婴幼儿还可放在大盆里涉水。出发之前,一定要先吃些含较多热量的食物,如巧克力糖、甜糕饼等,并喝些热饮料,以增强体力。不到迫不得已不可乘木筏逃生。乘木筏是有危险的,尤其是对于水性不好的人,一遇上汹涌洪水,很容易翻船。此外,爬上木筏之前一定要试验其浮力,并带一些食物及船桨、发信号的工具。

当你在开阔地带驾车遇上洪水时,你应把车迎着洪水开过去,并闭紧窗户。如果让洪水冲到你车的侧面,它会把车掀翻并卷走。如你处在峡谷或山地,要迅速驶向高地。

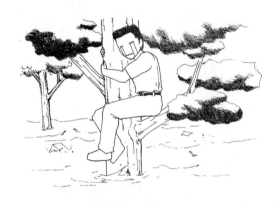

迅速登高避难 1

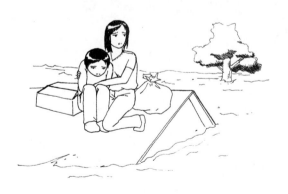

迅速登高避难 2

 上篇:自然灾害

当发洪水或在山地,想涉水越过溪流是很危险的。假如非过河不可,尽可能找桥,从桥上通过。假如无桥,非涉水不可,不要选择最狭窄地方通过。要找宽广的地方,溪面宽的地方通常都是最浅的地方。在瀑布或岩石上不可紧张,在未涉水前,先选好一个好着脚点,用根竹竿或木棍先试探你的前路,在起步前先扶稳竹竿,并要反水流方向前进。

泥石流和山体滑坡

泥石流是山区沟谷中，由暴雨、冰雪融水等水源激发的、含有大量泥沙石块的特殊洪流。其特征是具有突然暴发性，令人猝不及防。浑浊的流体沿着山沟奔涌而下，气势难挡，所向披靡。地面为之震动，山谷犹如雷鸣，在很短的时间内就将大量泥沙石块冲出沟外，横冲直撞、肆意横行，常常给人类生命财产造成很大危害。泥石流在我国各地都有发生。

山体滑坡是指山坡、斜坡的岩石或土体在重力作用下，失去原有的稳定性而整体下滑坡。

遇泥石流和山体滑坡时的逃生方式

现场处理

遇到泥石流或山体滑坡灾害，采取脱险的办法有以下几点。

当泥石流发生时，必须遵循泥石流的规律采取应急措施，而不能莽撞和随意行动。掌握科学的应对方法是必要的。泥石流与滑坡、崩塌不同之点就是流动。泥石流不仅能够流动，而且它也具有搬运能力和浮托能力。

（1）山区居住或者在山区游玩，尽量结伴而行，避免单独行走山路，年幼的孩子最好有大人接送或者陪同。尽量避开从山脚、河边和陡坡、山崖下路过，以防山崩、滑坡、滚石、泥石流等危险。

（2）沿山谷徒步行走时，一旦遭遇大雨无法绕行时，要先仔细观察，认为安全后再迅速行走。若听到山上有异常轰响声，要立即停步观察判断，并迅速离开险地，或者迅速跑到空旷处躲避。尽可能防止被埋压。发现泥石流或滑坡后，要马上与泥石流或滑坡成垂直方向向一边的山坡

 上篇：自然灾害

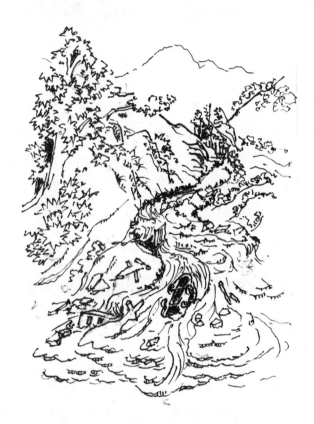

泥石流现场

上面爬,爬得越高越好,跑得越快越好,绝对不能向泥石流或滑坡的流动方向走。要选择平整的高地作为营地,尽可能避开有滚石和大量堆积物的山坡下面,不要在山谷和河沟底部扎营。

（3）雨季不要搬动路边或山坡上的松散风化石,不要到采矿区和采空区逗留游玩。

（4）当处于泥石流区时,应迅速向泥石流沟两侧跑,切记不能顺沟向上或向下跑动,这样可尽可能快的逃离危险。若来不及逃离时,可就近躲在结实的障碍物下面或者后面,如:山洞、大树等,或者蹲在地沟、坎下避让,并要特别注意保护好头部。

（5）得知泥石流暴发消息，处于非泥石流区时，则应立即报告该泥石流沟下游可能波及或影响到的村、乡、镇、县或工矿企业单位，以便及早做好预防和准备工作。

（6）有关部门应立即组织政府、有关单位、专家及当地群众参与抢险救灾行动。拟定并实施应急措施或计划。酌情限制车辆和行人通行，组织危险区群众迅速撤离。

（7）密切注视该泥石流灾害可能引发某种生命线工程，如水库、铁路、公路、发电厂、通讯设施、电台、渠道等的次生灾害甚至第三次灾害，这些灾害造成的损失往往是巨大的。

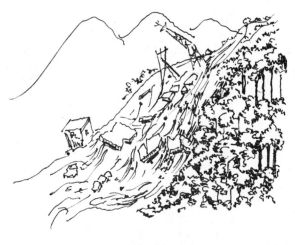

山体滑坡现场

预防措施

减轻或避防泥石流的工程措施主要有以下几点。

（1）跨越工程。是指修建桥梁、涵洞，从泥石流沟的上方跨越通过，让泥石流在其下方排泄，用以避防泥石流。这是铁道和公路交通部门为了保障交通安全常用的措施。

（2）穿过工程。指修隧道、明硐或渡槽，从泥石流的下方通过，而让

上篇：自然灾害

泥石流从其上方排泄。这也是铁路和公路通过泥石流地区的又一主要工程形式。

（3）防护工程。指对泥石流地区的桥梁、隧道、路基及泥石流集中的山区变迁型河流的沿河线路或其他主要工程措施，作一定的防护建筑物，用以抵御或消除泥石流对主体建筑物的冲刷、冲击、侧蚀和淤埋等的危害。防护工程主要有：护坡、挡墙、顺坝和丁坝等。

（4）排导工程。其作用是改善泥石流流势，增大桥梁等建筑物的排泄能力，使泥石流按设计意图顺利排泄。排导工程，包括导流堤、急流槽、束流堤等。

（5）栏挡工程。用以控制泥石流的固体物质和暴雨、洪水径流，削弱泥石流的流量、下泄量和能量，以减少泥石流对下游建筑工程的冲刷、撞击和淤埋等危害的工程措施。拦挡措施有：栏渣坝、储淤场、支挡工程、截洪工程等。

对于防治泥石流，常采用多种措施相结合，比用单一措施更为有效。

矿 难

　　我国煤矿自然条件差,地质条件复杂。我国大陆是由众多小型地块多幕次汇聚形成的,主要煤田经受了多期次、多方向、强度较大的改造。造成煤田地质条件复杂,伴随的灾害较多。我国煤矿均为有瓦斯涌出的矿井,全国煤矿的年瓦斯涌出量在 100 亿立方米以上。国有重点煤矿中,高瓦斯和突出矿井占49.8%,煤炭产量占 42%;有煤尘爆炸危险的矿井占 87.4%;煤层具有自然发火危险的矿井占 51.3%;地质条件复杂或极其复杂的煤矿占 36%,属简单的占 23%;水文地质条件复杂或极其复杂的煤矿占 27%,属简单的占 34%。在这种复杂的地质条件下,我国的煤矿尤其以瓦斯矿井容易发生事故。对我国煤矿发生的大量灾害事故进行系统分析得出,顶板和瓦斯事故是我国煤矿的主要灾害事故类型。瓦斯事故已成为煤矿的"第一杀手",顶板事故的发生频率最高。

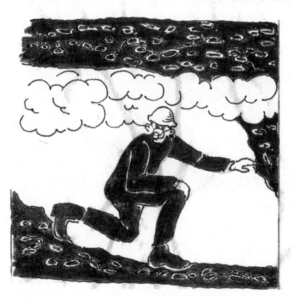

矿难逃生

瓦斯爆炸

瓦斯,又名沼气、天然气,其主要成分一样,化学名称叫甲烷。它是一种无色、无臭、无味、易燃、易爆的气体。如果空气中瓦斯的浓度在 5.5% 上至 16% 时,有明火的情况下就能发生爆炸。瓦斯爆炸会产生高温、高压、冲击波,并放出有毒气体。

现场处理

当听到或看到瓦斯爆炸时,应背对爆炸地点迅速卧倒,如眼前有水,应俯卧或侧卧于水中,并用湿毛巾捂住口鼻。距离爆炸中心较近的作业人员,在采取上述自救措施后,迅速撤离现场,防止二次爆炸的发生。应立即切断通往事故地点的一切电源,马上恢复通风,设法扑灭各种明火和残留火,以防再次引起爆炸。所有生存人员在事故发生后,应统一、镇定地撤离危险区。遇有一氧化碳中毒者,应及时将其转移到通风良好的安全地区。如有心跳、呼吸停止,应立即在安全处进行人工心肺复苏,不要延误抢救时机。

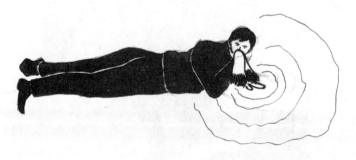

卧倒

预防措施

要加强井下通风,采用各种通风措施,保证井下瓦斯不超过规定含量,严格检查制度,低瓦斯井下每班至少检查2次,高瓦斯矿井中每班至少检查3次,发现有害气体超过规定,应及时采取封闭等必要措施。每个矿工应注意,在下井时,严禁携带烟蒂和点火物品,不要使用电炉和灯泡取暖。

顶板事故

煤矿的顶板(冒顶)事故又称为塌方事故。常见的顶板事故可分为以下两大类。

(1)局部冒顶事故

局部冒顶事故的特点,一是范围较小,每次伤亡人数不多(1~2人)。冒顶事故发生地点大多是在有人工作的地方。这类事故的原因是已破坏的顶板失去依托而造成的,其触发原因一部分是采煤工作(包括破煤、装煤等)过程中,未能及时支护已露出的破碎顶板;另一部分是回柱操作过程中发生的局部冒落事故。

(2)大面积切顶(垮面)事故

这类事故的特点是面积大,来势凶猛,后果严重,不仅严重影响生产,而且会导致重大人身伤亡。

现场处理

(1)当采掘工作面发生冒顶事故后,首先将人员撤离危险区域,并向调度室汇报,通知有关负责人。

(2)发生冒顶事故后,班长应立即清点人数,发现有人被埋、压、堵时,要尽快查明冒顶区的范围和被埋、压、堵截的人数及位置,积极组织抢救。

(3)发生冒顶事故后,要对冒顶区电缆、设备及有可能发生瓦斯超限的区域进行停电。

069

上篇：自然灾害

（4）积极恢复冒顶区的正常通风，如一时不能恢复时，可利用水管、压风管等对被压、埋、堵截的人员输送新鲜空气，并派专人检查该处的氧气浓度和有害气体浓度。

（5）在处理冒顶事故时，应先由外向里加固冒顶周围的支护，消除进出口的堵塞物，尽快接近被堵人员位置进行抢救，必要时可以开掘通向遇险人员的专用巷道。

（6）遇有大块岩石威胁遇险人员时，可使用千斤顶等工具移动岩块，但尽量避免破坏冒顶岩石的堆积状态，清理矸石时要小心使用工具，以免伤害受伤遇险人员。

（7）处理大面积冒顶事故时，必须及时制订专门的安全技术措施。

预防措施

（1）严格支架的规格和质量，发现断梁折柱时必须及时进行修复。

（2）严禁空帮、空顶。支架和顶帮之间的空隙必须塞紧、接顶和背实。

（3）严格按照《作业规程》规定布置巷道。

（4）煤巷开口时，必须打上双抬棚，对面打抗山棚，煤巷间预留煤柱必须在 6 米以上。

（5）打眼工作应在有支护的地点进行，严禁进入空顶区进行打眼（放顶打眼前必须先打好抗山棚和护身柱）。

（6）放顶扒帮人员必须站在支架完整的地点，用长柄三角耙扒煤，禁止进入空顶区扒煤。

（7）所有巷道必须保证后路畅通。巷道应有专人进行修复，保证支架完整抗压。当后路进行修复时，修护点以里所有人员必须撤离工作面，等修复工作结束后，方可进入继续作业。

发生矿难时矿工的自救方法

（1）一旦事故发生,首先不要紧张,要冷静下来。

（2）明确自己所在的位置,迅速辨清方向,按照避灾路线以最快的速度撤离到新鲜风流方向。

（3）外撤时,随时注意巷道风流方向,要迎着新鲜风流方向走。

（4）如遇到巷道被破坏,发生冒顶无法撤离,或一时搞不清避灾路线时,应冷静下来,选择临时避灾洞室,在洞室耐心等待救援,不可乱闯。

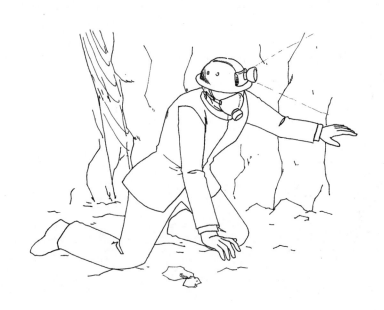

矿难时逃生方式

（5）当发生瓦斯、煤尘爆炸时应迅速背朝爆炸空气波传来方向卧倒,脸部朝下,头放低,在有水沟地方最好侧卧在水沟里面,脸朝水沟侧面沟壁。

（6）迅速用湿布把口、鼻捂住,同时用最快速度戴上自救器,拉严身上衣物盖住露出的部分,以防爆炸高温的灼伤。

(7)听到爆炸瞬间,最好尽力屏住呼吸,防止吸入有毒高温气体灼伤内脏。

(8)当戴上自救器后,绝不可轻易取下而吸入外界气体,以免遭受有害气体的毒害,要一直坚持到安全地点方可取下。

火　灾

"火灾"，是指在时间或空间上失去控制的燃烧所造成的灾害。在各种灾害中，火灾是最经常、最普遍地威胁公众安全和社会发展的主要灾害之一。人类能够对火进行利用和控制，是文明进步的一个重要标志。火，给人类带来文明进步、光明和温暖。但是，失去控制的火，就会给人类造成灾难。所以说人类使用火的历史与同火灾作斗争的历史是相伴相生的，人们在用火的同时，不断总结火灾发生的规律，尽可能地减少火灾及其对人类造成的危害。

对于火灾，在我国古代，人们就总结出"防为上，救次之，戒为下"的经验。随着社会的不断发展，在社会财富日益增多的同时，导致发生火灾的危险性也在增多，火灾的危害性也越来越大。实践证明，随着社会和经济的发展，消防工作的重要性就越来越突出。

"预防火灾和减少火灾的危害"是对消防立法意义的总体概括，包括了两层含义：一是做好预防火灾的各项工作，防止发生火灾；二是火灾绝对不发生是不可能的，而一旦发生火灾，就应当及时、有效地进行扑救，减少火灾的危害。预防火灾的主要措施就是，控制可燃物、隔绝助燃物、消除着火源。

发生火灾的原因

1. 自然原因

如地震、爆炸、雷击、静电、自燃等。

073

2. 人为原因

(1)用火不慎：指人们思想麻痹大意，或者用火安全制度不健全、不落实以及不良生活习惯等造成火灾的行为。

(2)电气火灾：指违反电器安装使用安全规定，或者电线老化或超负荷用电造成的火灾。

(3)违章操作：指违反安全操作规定等造成火灾的行为，如焊接等。

(4)放火：指蓄意造成火灾的行为。

(5)吸烟：指乱扔烟头，或卧床吸烟引发火灾的行为。

(6)玩火：指儿童、老年痴呆或智障者玩火柴、打火机而引发火灾的行为。

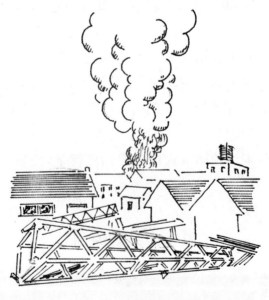

工厂火灾

除了上面提到的六种主要起火原因外，原因不明和其他原因造成的火灾所占比例也不少。并且从近几年火灾直接原因分析来看，原因不明造成的火灾呈逐年增多的趋势。

火灾发生时的自我逃生

（1）如果突遇火灾，必须穿过烟雾逃生时，要用湿毛巾捂住口鼻，身体尽量贴近地面或在地面爬行，迅速向安全方向行进。

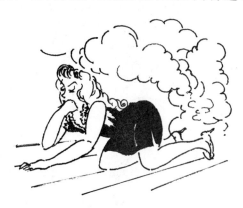

火灾时逃生方式 1

（2）如果衣服着火，不要跑原地趴下，双手捂住脸，反复地滚动，直到把火熄灭。

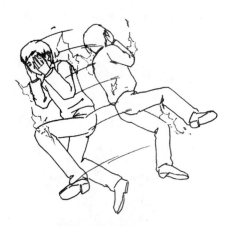

火灾时逃生方式 2

（3）如果被烟雾困在楼房里，千万不要惊慌，若住二、三楼层，可迅速

 上篇：自然灾害

将绳子或床单、窗帘、衣服等扎紧、结牢，制作成简易的救生绳，紧紧拴在暖气管道或窗框上，沿自救绳索慢慢滑下。

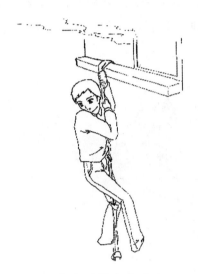

火灾时逃生方式 3

（4）如果居住的楼层比较高，要想尽方法延缓烟火侵入室内，并向外大声呼救等待救援，千万不要贸然跳楼。

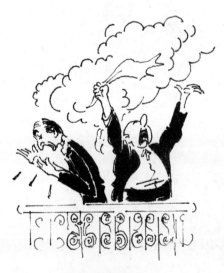

火灾逃生方式 4

现场处理

（1）一般烧伤的处理

火灾中一旦发生烧伤，特别是较大面积的烧伤，死亡率与致残率较高。烧伤后急救的原则是迅速移除致伤源，终止烧伤，脱离现场，并及时给予适当的处理。热力烧伤一般包括热水、热液、蒸气、火焰和热固体，以及辐射所造成的烧伤。在日常生活中发生最多，有效的措施为立即去除致伤因素，并给予降温。如热液烫伤，应立即脱去被浸渍的衣物，并尽快用凉水冲洗或浸泡，使伤部冷却，减轻疼痛和损伤程度。火焰烧伤时，切忌奔跑、呼喊。衣服着火应就地滚动，或用棉被、毯子等覆盖着火部位，适宜水冲的，以水灭火，不适宜水冲的，用灭火器等。

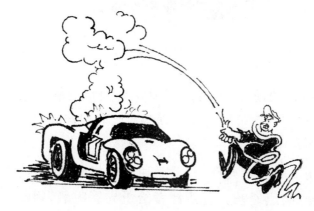

水冲灭火

去除致伤因素后，创面应用冷水冲洗。可减少渗出和水肿，减轻疼痛。冷疗需在伤后半小时内进行，否则无效。

（2）发生吸入性损伤时的现场处理

• 热损伤：吸入的干热或湿热空气会直接造成呼吸道黏膜、肺实质的损伤。

• 窒息：因缺氧或吸入窒息剂引起窒息是火灾中常见的死亡原因，由于在燃烧过程中，尤其是密闭环境中，大量的氧气被急剧消耗，而产生高浓度的二氧化碳,可使伤员窒息。另一方面,含碳物质不完全燃烧,可产生一氧化碳,含氮物质不完全燃烧可产生氰化氢,两者均为强力窒息剂,吸入人体后可引起氧代谢障碍,导致窒息。

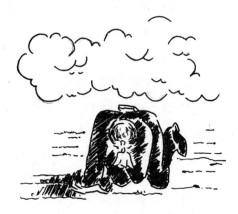

防止窒息

• 化学损伤的处理:火灾烟雾中含有大量的粉尘颗粒和各种化学性物质,这些有害物质可通过局部刺激或吸收引起呼吸道黏膜的直接损伤和广泛的全身中毒反应。

迅速使伤员脱离火灾现场,置于通风良好的地方,清除口鼻分泌物和碳粒,保持呼吸道通畅。有条件者给予导管吸氧,判断是否有窒息剂如一氧化碳、氰化氢中毒的可能性。及时送医疗中心进一步处理,途中要严密观察,防止因窒息而死亡。

触　电

电击伤俗称触电,系超过一定极量的电流通过人体,产生组织损伤或功能障碍。身体某部位直接接触电流或被雷电击中,电流通过中枢神经和心脏时,可引起呼吸抑制、心室纤维颤动或心搏骤停,造成死亡或假死。高电压还可引起电热灼伤。闪电损伤(雷击)属于高电压损伤范围。电击损伤程度取决于电流的性质、强度、频率、电压高低、触电部位的电阻以及接触时间的长短,电流在人体内的经路以及触电时人体功能状态等。

按照人体触及带电体的方式和电流流过人体的途径,电击可分为低压触电和高压触电。其中低压触电可分为单线触电和双线触电,高压触电可分为高压电弧触电和跨步电压触电。

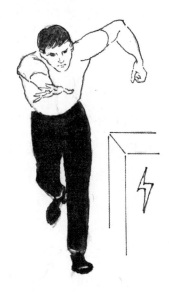

触电

(1)单线触电

当人体直接碰触带电设备其中的一线时,电流通过人体流入大地,这种触电现象称为单线触电。对于高压带电体,人体虽未直接接触,但由于超过了安全距离,高电压对人体放电,造成单相接地而引起的触电,也属于单线触电。低压电网通常采用变压器低压侧中性点直接接地和中性点不直接接地(通过保护间隙接地)的接线方式。

(2)双线触电

人体同时接触带电设备或线路中的两相导体,或在高压系统中,人体同时接近不同相的两相带电导体,而发生电弧放电,电流从一相导体通过人体流入另一相导体,构成一个闭合电路,这种触电方式称为双线触电。发生双线触电时,作用于人体上的电压等于线电压,这种触电是最危险的。

(3)高压电弧触电

高压电弧触电是指人靠近高压线(高压带电体),造成弧光放电而触电. 电压越高,对人身的危险性越大。干电池的电压只有 1.5V,对人不会造成伤害;家庭照明电路的电压是 220V,就已经很危险了;高压输电线路的电压高达几万伏甚至几十万伏,即使不直接接触,也能使人致命。弧光放电由于电压过高即使不接触高压输电线路在接近过程中人会看到一瞬的闪光(就是弧光)并被高压击倒触电受伤或死亡也就是弧光放电。

(4)跨步电压触电

当电气设备发生接地故障,接地电流通过接地体向大地流散,在地面上形成电位分布时,若人在接地短路点周围行走,其两脚之间的电位差,就是跨步电压。由跨步电压引起的人体触电,称为跨步电压触电。跨步电压的大小受接地电流大小、鞋和地面特征、两脚之间的跨距、两脚的方位以及离接地点的远近等很多因素的影响。人的跨距一般按 0.8m考虑。由于跨步电压受很多因素的影响以及由于地面电位分布的复杂性,几个人在同一地带(如同一棵大树下或同一故障接地点附近)遭到跨步电压电击时,完全可能出现截然不同的后果。

下列情况和部位可能发生跨步电压电击。

带电导体,特别是高压导体故障接地处,流散电流在地面各点产生的电位差造成跨步电压电击。接地装置流过故障电流时,流散电流在附近地面各点产生的电位差造成跨步电压电击。正常时有较大工作电流流过的接地装置附近,流散电流在地面各点产生的电位差造成跨步电压电击。防雷装置接受雷击时,极大的流散电流在其接地装置附近地面各点产生的电位差造成跨步电压电击。高大设施或高大树木遭受雷击时,极大的流散电流在附近地面各点产生的电位差造成跨步电压电击。

临床表现

(1)电击伤

主要表现为局部的电灼伤和全身的电休克,导致呼吸麻痹和心跳停止。临床上分为轻型、重型和危重型三型。

* 轻型　患者表现惊慌,四肢软弱,头晕,心动过速,皮肤及脸色苍白,表情呆滞,呼吸急促等。皮肤灼伤处疼痛,或可发生期前收缩。

* 重型　患者神志不清,呼吸不规则,增快变浅,心率加快,心律不齐,或伴有抽搐,休克。有些患者可转入假死状态:心跳呼吸极其微弱或暂停,心电图可呈心室颤动。

* 危重型　多见于高电压电击伤,或低压电通电时间较长。患者昏迷,呼吸心跳停止,瞳孔散大。

电击时因肌肉剧烈收缩和机械暴力,可致关节脱位和骨折。

(2)电热灼伤

主要为电接触烧伤。常有入口和出口两个以上灼伤面,皮肤入口灼伤比出口处严重。腹部电热灼伤可导致胆囊坏死、肠穿孔、胰腺炎、肠麻痹、肝脏损害、肾损伤、急性肾衰竭等。

(3)闪电损伤

当人被闪电击中,心跳和呼吸常立即停止。皮肤血管收缩呈网状图案,为闪电损伤特征。其他临床表现与电击伤相似。

现场急救

现场施救人员在实施急救措施的同时呼叫120。

拨打120

(1)脱离电源

• 关闭电源:立即切断总电源。开关在附近迅速关闭电源开关。

• 挑开电线:用绝缘物分离患者与电源。用干燥木棒、竹竿等将电线从受伤者身上挑开,并将此电线固定好。

• 斩断电路:在现场用干燥木柄的铁锨、斧头将电线斩断。

• "拉开"触电者:受伤者如不幸全身趴在铁壳机器上触电了,此时抢救者应在自己脚下垫一块干燥木版或塑料板,用布条、绳子或用衣服绕成绳条状套住患者脖子将受伤者拉开,脱离电源。

(2)心肺复苏

心跳呼吸停止者,给予标准心肺复苏。

单人心　　　多人心　　　特殊情况
肺复苏　　　肺复苏　　　心肺复苏

(3)室颤的治疗

• 电击除颤:有条件在公共场所及生产现场应配备自动体外除颤器(AED,其设定能量为200J)。200J一次就可以解除室颤,除颤立即心肺复苏。

• 胸前叩击区:胸骨中下1/3交界处。

• 药物除颤:肾上腺素、胺碘酮、利多卡因。

(4)其他抢救措施

• 血压下降时可用升压药。

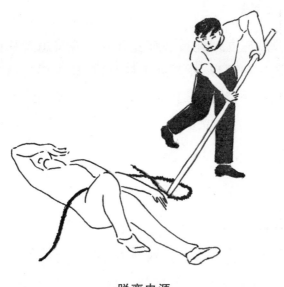

脱离电源

- 积极纠正水、电解质和酸碱失衡。
- 全身抗生素应用,预防感染和支持疗法。
- 局部电灼伤处理。
- 严密观察病情变化,电击伤患者不管症状轻重均需送医院留观 24h。

使用绝缘干燥木棍将电线拉离触电人,如果呼吸心跳停止立即做心肺复苏。

互救方法

触电后,现场施救者应采取哪些正确方法呢？首先要使触电者迅速脱离电源,一是关闭电源:如拔掉电源插座、闭上开关、拉断电源总闸;二是斩断电路:人们郊游或施工时,常因触碰被刮断的电线而触电,可用木柄干燥的刀、斧、锹等斩断电线,中断电流;三是挑开电线:当人体被下垂的电线击倒,电线和人体连接紧密,暂时无法找到开关时,救助者可站在干燥的木板或塑料绝缘体上,用干燥的木棒、扁担、竹竿、手杖等把电线挑开。脱离电源后应立即施行心肺复苏术。应将患者移到安全地带,松开伤员上衣的领口和腰带,使其处于仰卧位,让头部向后仰,然后清除口腔异物、取下义齿,保持呼吸通畅。若伤者一旦呼吸停止、颈动脉搏动消失,施救者应立即进行口对口人工呼吸和胸外心脏按压,同时拨打 120。

拨打 120

预防措施

1. 如何防雷劈

阴雨天或刮大风天尽量别在野外作业,雷雨袭来时,不宜躲入临时性棚屋、岗亭等无防雷设施的低矮建筑物;特别是不宜躲在大树底下避雨;同时,不宜在旷野高举雨伞等带有金属的物体,不要翻越或接近铁栏杆、铁门、变压器等;此外,大雨天尽量不要开电视机或打手机。

2. 触电的物理预防措施

(1)直接触电的预防

直接触电的预防措施有以下 3 种。

①绝缘措施。良好的绝缘是保证电气设备和线路正常运行的必要条件,是防止触电事故的重要措施。选用绝缘材料必须与电气设备的工作电压、工作环境和运行条件相适应。不同的设备或电路对绝缘电阻的要求不同。例如:新装或大修后的低压设备和线路,绝缘电阻不应低于 $0.5M\Omega$;运行中的线路和设备,绝缘电阻要求每伏工作电压 $1k\Omega$ 以上;高压线路和设备的绝缘电阻不低于每伏 $1000M\Omega$。

②屏护措施。采用屏护装置,如常用电器的绝缘外壳、金属网罩、金属外壳、变压器的遮栏、栅栏等将带电体与外界隔绝开来,以杜绝不安全因素。凡是金属材料制作的屏护装置,应妥善接地或接零。

③间距措施。为防止人体触及或过分接近带电体,在带电体与地面之间、带电体与其他设备之间,应保持一定的安全间距。安全间距的大小取决于电压的高低、设备类型、安装方式等因素。

（2）间接触电的预防

间接触电的预防措施有以下 3 种。

①加强绝缘。对电气设备或线路采取双重绝缘的措施,可使设备或线路绝缘牢固,不易损坏。即使工作绝缘损坏,还有一层加强绝缘,不致发生金属导体裸露造成间接触电。

②电气隔离。采用隔离变压器或具有同等隔离作用的发电机,使电气线路和设备的带电部分处于悬浮状态。即使线路或设备的工作绝缘损坏,人站在地面上与之接触也不易触电。

必须注意,被隔离回路的电压不得超过 500V,其带电部分不能与其他电气回路或大地相连。

③自动断电保护。在带电线路或设备上采取漏电保护、过流保护、过压或欠压保护、短路保护、接零保护等自动断电措施,当发生触电事故时,在规定时间内能自动切断电源起到保护作用。

3. 其他预防措施

（1）加强用电管理,建立健全安全工作规程和制度,并严格执行。

（2）使用、维护、检修电气设备,严格遵守有关安全规程和操作规程。

（3）尽量不进行带电作业,特别在危险场所（如高温、潮湿地点）,严禁带电工作;必须带电工作时,应使用各种安全防护工具,如使用绝缘棒、绝缘钳和必要的仪表,戴绝缘手套,穿绝缘靴等,并设专人监护。

（4）对各种电气设备按规定进行定期检查,如发现绝缘损坏、漏电和其他故障,应及时处理;对不能修复的设备,不可使用其带"病"运行,应予以更换。

（5）根据生产现场情况,在不宜使用 380/220V 电压的场所,应使用 12~36V 的安全电压。

（6）禁止非电工人员乱装乱拆电气设备,更不得乱接导线。

（7）加强技术培训,普及安全用电知识,开展以预防为主的反事故演习。

085

 上篇：自然灾害

淹　溺

淹溺，又称溺水，是指人淹没于水中，水和水中污泥、杂草堵塞呼吸，或反射性喉痉挛、支气管痉挛引起通气障碍；吸入的水充满呼吸道和肺泡引起窒息；吸收到血液循环的水引起血液渗透压改变、电解质紊乱和组织损害，最后造成呼吸停止和心脏停搏而死亡。

临床表现

轻度：吸入或吞入少量水，神志清楚、血压增高、心率增快。

中度：溺水达 1～2 分钟，呼吸道有大量水和呕吐物而发生窒息，有的发生反射性喉痉挛，神志模糊，呼吸不整或表浅，血压下降，心率减慢，反射减弱。

重度：溺水达 3～4 分钟以上，由于窒息，患者昏迷、皮肤黏膜苍白和发绀，口、鼻充满血性泡沫或淤泥、呕吐物、杂草，腹部常隆起伴胃扩张。四肢厥冷、血压低、心音减弱、心律不齐，可因缺氧及酸中毒而诱发心室纤颤，可有躁动、抽搐、呼吸微弱或呼吸和心跳停止。

现场急救

现场施救人员在实施急救措施的同时呼叫 120。

拨打 120

（1）自救

不熟悉水性误入水者，可进行自救。首先，落水后不要心慌意乱，应保持头脑清醒。方法是采取仰面位，头顶向后，口向上方，则口鼻可露出水面，此时就能进行呼吸。呼气宜浅，吸气宜深，则能使身体浮于水面，以待他人抢救。不可将手上举或挣扎，举手反而易使人下沉。

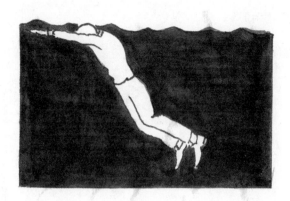

错误方式

（2）互救

救护者应镇静，尽可能脱去衣裤，尤其要脱去鞋靴，迅速游到淹溺者附近。对筋疲力尽的淹溺者，救护者可从头部接近。对神志清醒的淹溺者，救护者应从背后接近，用一只手从背后抱住淹溺者的头颈，另一只手抓住淹溺者的手臂游向岸边。

如救护者游泳技术不熟练，则最好携带救生圈、木板或用小船进行救护，或投下绳索、竹竿等，使淹溺者握住再拖带上岸。

救援时要注意，防止被淹溺者紧抱缠身而双双发生危险。如被抱住，应放手自沉，使淹溺者手松开，再进行救护。

（3）心肺复苏

• 溺水者救上岸后首先清除口鼻淤泥、杂草、呕吐物等，将舌拉出，保持呼吸道通畅。

• 呼吸心跳停止者立即给予心肺复苏。清理呼吸道后，可用口对口人工呼吸。

• 心肺复苏的同时迅速送往医院，在运送途中继续抢救。

单人心　　　　多人心　　　　特殊情况
肺复苏　　　　肺复苏　　　　心肺复苏

 上篇：**自然灾害**

087

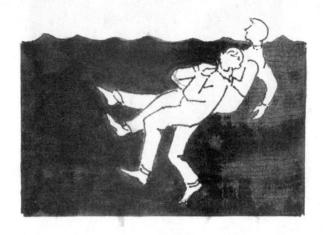

溺水的抢救

对精疲力竭的溺水者抢救者可以从头部接近,对神志清楚的溺水者抢救人员应从背后接近,用手从背后抱住溺水者的头颈另一只手抓住溺水者的手臂游向岸边。有呼吸心跳停止的立即做心肺复苏。

溺水者的岸上复苏救护

1. 拨打120

在急救的第一步就是通知120,而伤者都必须以颈椎受伤者处理,以避免急救完伤者已成植物人。在国外文献报告中,有人反因不当急救造成脊椎受损。

拨打120

2. 排除异物

救上来只是工作的一半,使溺水者复苏是另一半,而且对挽救生命来说是同等重要的。首先清理溺水者口鼻内污泥、痰涕,有义齿取下义齿。救护人员单腿屈膝,将溺水者俯卧于救护者的大腿上,借体位使溺水者体内水由气管口腔中排出(在有些农村,人们将溺水者的俯卧横放在牛背上,头脚下悬,赶牛行走,这样又控水、又起到人工呼吸作用),将溺水者头部转向侧面,以便让水从其口鼻中流出,保持上呼吸道的通畅。再将头转回正面。(急救者从后抱起溺者的腰部,使其背向上,头向下,也能使水倒出来。)

3. 出水后的救护

如果你有资格并经过训练可以做心肺复苏术(CPR)。公众最好能学习CPR技巧,救人又救己。但是如果不知道心肺复苏术时应立即寻求援助。当你在等待时可试做口对口人工呼吸,这能拯救生命。如果溺水者呼吸心跳已停止,应立即进行口对口人工呼吸,同时进行胸外心脏按压。

(1)确定失去知觉的人是否存在呼吸,胸部有无起伏。

(2)使溺水者仰卧。

(3)尽可能戴上乳胶手套,打开口腔,用手指除掉咽部或气道里的任何阻塞物。

(4)为了避免某些致命病毒通过唾液传播,使用一次性导气管。

(5)把一只手放在溺水者的下颌,另一只手放在患者的前额。翘起头保持气道通畅。

(6)捏鼻孔使鼻孔关闭。

(7)操作者做深吸气。

(8)操作者的嘴完全封住患者的嘴。

(9)用力吹气进入溺水者的嘴里,连续做2次。

(10)按压通气为成年人做30:2,连续5个循环,可检查是否康复,否则重复进行。

(11)重复这一过程。

单人心　　　　多人心　　　　特殊情况
肺复苏　　　　肺复苏　　　　心肺复苏

 上篇：自然灾害

4. 送往医院

溺水者开始呼吸时,并不意味着脱离困境。实际上,溺水后的 48 小时是最危险的。因溺水而发生的并发症如肺炎、心衰等,都能在这一时期发生,因此你应尽早将溺水者送往医院。

预防措施

(1)坚持预防为主。校内水域管理部门应加强安全管理,在水域周边设置警示标志和禁止游泳标志,并对其周围进行经常性的安全巡查,做到防患于未然。

(2)保卫处应利用监控设备对水面进行 24 小时监控,配合水域管理部门及时发现可能发生的安全隐患。

(3)保卫处应在水域周边设置必要的救生器材,并就近存放救生衣、救援绳、潜水服等救生器材。

(4)保卫处应和水域管理部门、校医院等有关部门成立联合溺水救援小分队,并不定期进行救生演练,提高救生能力。

儿童溺水急救方法

婴儿和儿童即使在水很浅的地方也可能溺水。一定要让孩子远离澡盆或洗衣机等地方。而且,为防止万一出现的溺水做准备,要学会人工呼吸、心脏按压等起死回生的方法。

(1)首先应做的事

大声叫人;

叫名字以确认是否有意识;

检查鼻子测气息,确认是否有呼吸;

观察是否有心跳。

（2）采取急救措施

有意识时：用毛毯等裹起来保温，然后送医院。

如灌水很多，肚子都鼓起来时，将孩子趴着，手按在腹部并上提腰部，让孩子把水吐出来。或者，救护者坐着，将孩子的腹部放在膝盖上，让孩子头朝下，轻敲其后背。

（3）儿童无意识时

若溺水者已无意识，应迅速将溺水者仰卧，把头偏向一侧，清除口鼻内淤泥杂草、呕吐物。若溺水者呼吸微弱或无呼吸，应迅速对其进行人工呼吸。人工呼吸的方法是：将溺水者仰卧位放置，抢救者一手捏住溺水者的鼻孔，一手掰开溺水者的嘴，深吸一口气，迅速口对口吹气，反复进行，直到恢复呼吸。人工呼吸频率为每分钟 12～20 次。若溺水者呼吸、心跳均已停止，应立即对其进行心肺复苏。急救者对溺水者胸骨下半处（两乳头边线中点）进行心脏按压，掌根重叠双手指交叉，手指均后翘，用掌根按压，双肘关节伸直（肩、肘、腕垂直）向下用力按压，使胸骨下陷 5～6cm（儿童为 5cm）。下压要慢，放松要快，确保胸廓充分回弹。每分钟按压 100～120 次。捏紧鼻翼双唇，包住溺水者口唇，用力吹气，时间＞1 秒，使胸廓起伏，松开鼻翼。胸外按压和人工呼吸的比例为 30：2，持续复苏，直到患者恢复。

台　风

台风分类

过去我国习惯称形成于 26℃ 以上热带洋面上的热带气旋(tropical cyclones)为台风,按照其强度,分为六个等级:热带低压、热带风暴、强热带风暴、台风、强台风和超强台风。国际惯例依据其中心附近最大风力分为:热带低压(tropical depression),最大风速 6～7 级,(10.8～17.1 m/s);热带风暴(tropical storm),最大风速 8～9 级,(17.2～24.4 m/s);强热带风暴(severe tropical storm),最大风速 10～11 级,(24.5～32.6 m/s);台风(typhoon),最大风速 12～13 级,(32.7～41.4 m/s);强台风(severe typhoon),最大风速 14～15 级(41.5～50.9 m/s);超强台风(super typhoon),最大风速 ≥16 级(≥51.0 m/s)。

台风和飓风都是一种热带气旋,只是发生地点不同,叫法不同,在北太平洋西部、国际日期变更线以西,包括南中国海和东中国海称作台风;而在大西洋或北太平洋东部的热带气旋则称飓风,也就是说在美国一带称飓风,在菲律宾、中国、日本一带叫台风;如果在南半球,就叫做旋风。

台风过境常伴随着大风和暴雨或特大暴雨等强对流天气。风向在北半球地区呈逆时针方向旋转(在南半球则为顺时针方向)。在天气图上,台风的等压线和等温线近似为一组同心圆。台风中心为低压中心,以气流的垂直运动为主,风平浪静,天气晴朗;台风眼附近为漩涡风雨区,风大雨大。

台风中心叫台风眼,以其为同心圆由内向外分别是旋涡风雨区和外围大风区。台风眼的形成,系由于台风内的风是反时针方向吹动,使中心空气发生旋转,而旋转时所造成之离心力,与向中心旋转吹入之风力互相平衡抵消,而使强风不能再向中心聚合,因此形成台风中心数十公里范围内的无风现象,而且因为有空气下沉增温现象,导致云消雨散而成为台风眼。

台风的生命周期

1. 孕育阶段

经过太阳一天的照射,海面上形成了强盛的积雨云,这些积雨云里的热空气上升,周围较冷空气源源不绝的补充进来,再次遇热上升,如此循环,使得上方的空气热,下方空气冷,上方的热空气里的水汽蒸发扩大了云带范围,云带的扩大使得这种运动更加剧烈。

2. 发展(增强)阶段

因为热带低压中心气压比外界低,所以周围空气涌向热带低压,遇热上升,供给了热带低压较多的能量,超过输出能量,此时,热带低压里空气旋转更厉害,中心最大风力升高,中心气压进一步降低。等到中心附近最大风力达到一定标准时,就会提升到更高的一个级别,热带低压提升到热带风暴,再提升到强热带风暴、台风,有时能提升到强台风甚至超强台风,这要看能量输入与输出比,输入能量大于输出能量,台风就会增强,反之就会减弱。

3. 成熟阶段

台风经过漫长的发展之路,变得强大,具有了造成灾害的能力,如果这时登陆,就会造成重大损失。

4. 消亡阶段

台风消亡路径有两个,第一个是:台风登陆陆地后,受到地面摩擦和能量供应不足的共同影响,台风会迅速减弱消亡,消亡之后的残留云系可以给某地带来长时间强降雨。第二个是:台风在东海北部转向,登陆

 上篇:自然灾害

韩国或穿过朝鲜海峡之后,在日本海变性为温带气旋,变性为温带气旋后,消亡较慢。

台风的好处

凡事都有两重性,台风是给人类带来了灾害,但假如没有台风,人类将更加遭殃。科学研究发现,台风对人类起码有以下几大好处。

(1)台风为人们带来了丰沛的淡水。台风给中国沿海、日本海沿岸、印度、东南亚和美国东南部带来大量的雨水。

(2)靠近赤道的热带、亚热带地区受日照时间最长,干热难忍,如果没有台风来驱散这些地区的热量,那里将会更热,地表沙荒将更加严重。同时寒带将会更冷,温带将会消失。我国将没有昆明这样的春城,也没有四季长青的广州,"北大仓"、内蒙古草原亦将不复存在。

(3)台风最高时速可达 200 公里以上,这巨大的能量可以直接给人类造成灾难,但也全凭着这巨大的能量流动使地球保持着热平衡,使人类安居乐业,生生不息。

(4)台风还能增加捕鱼产量。每当台风吹袭时翻江倒海,将江海底部的营养物质卷上来,鱼饵增多,吸引鱼群在水面附近聚集,渔获量自然提高。

台风灾害

台风是一种破坏力很强的灾害性天气系统,其危害性主要有三个方面。

(1)大风。热带气旋达台风级别的中心附近最大风力为 12 级以上。

(2)暴雨。台风是带来暴雨的天气系统之一,在台风经过的地区,可能产生 150～300mm 降雨,少数台风能直接或间接产生 1000mm 以上的特大暴雨。

（3）风暴潮。一般台风能使沿岸海水产生增水，台风过境时常常带来狂风暴雨天气，引起海面巨浪，严重威胁航海安全。台风登陆后带来的风暴增水可能摧毁庄稼、各种建筑设施等，造成人民生命、财产的巨大损失。

处理原则

对于居民来说，应注意以下几点。

（1）及时收听、收看或上网查阅台风预警信息，了解政府的防台行动对策。

（2）关紧门窗，紧固易被风吹动的搭建物。

（3）从危旧房屋中转移至安全处。

（4）处于可能受淹的低洼地区的人要及时转移。

（5）检查电路、炉火、煤气等设施是否安全。

（6）幼儿园、小中学校应采取暂避措施，必要时停课。

（7）露天集体活动或室内大型集会应及时取消，并做好人员疏散工作。

若在海上，应注意以下几点。

（1）台风来临前，船舶应听从指挥，立即到避风场所避风。

（2）万一躲避不及或遇上台风时，应及时与岸上有关部门联系，争取救援。

（3）等待救援时，应主动采取应急措施，迅速果断地采取离开台风的措施，如停（滞航）、绕（绕航）、穿（迅速穿过）。

（4）强台风过后不久的风浪平静，可能是台风眼经过时的平静，此时泊港船主千万不能为了保护自己的财产，回去加固船只。

（5）有条件时在船舶上配备信标机、无线电通讯机、卫星电话等现代设备。

 上篇：自然灾害

（6）在没有无线电通讯设备的时候，当发现过往船舶或飞机，或与陆地较近时，可以利用物件及时发出易被察觉的求救信号，如堆"SOS"字样，放烟火，发出光信号、声信号，摇动色彩鲜艳的物品等。

安全事项

（1）尽量不要出门，并且保持镇静。在航空、铁路、公路三种交通方式中，公路交通一般受台风影响最大。如果一定要出行，建议不要自己开车，可以选择坐火车。

（2）尽可能远离建筑工地。因为有的工地围墙经过雨水渗透，可能会松动；有围栏，也可能随时倒塌；散落在高楼上没有及时收集的材料，譬如钢管、榔头等。

（3）台风中外伤、骨折、触电等急救事故最多。外伤主要是头部外伤，被刮倒的树木、电线杆或高空坠落物如花盆、瓦片等击伤，做好防护。电击伤主要是被刮倒的电线击中，或踩到掩在树木下的电线。不要打赤脚，穿雨靴。

（4）受伤后不要盲目自救，请拨打 120。发生事故，先打 120，不要擅自搬动伤员或自己找车急救。搬动不当，对骨折患者会造成神经损伤，严重时会发生瘫痪。

拨打 120

台风预警

台风预警分别以蓝色、黄色、橙色、红色表示。

1. 蓝色预警信号

标准：24 小时内可能或者已经受热带气旋影响，沿海或者陆地平均风力达 6 级以上，或者阵风 8 级以上并可能持续增强。

预防措施

(1)政府及相关部门按照职责做好防台风准备工作。

(2)停止露天集体活动和高空等户外危险作业。

(3)相关水域水上作业和过往船舶采取积极的应对措施,如回港避风或者绕道航行等。

(4)加固门窗、围板、棚架、广告牌等易被风吹动的搭建物,切断危险的室外电源。

2. 黄色警信号

标准:24 小时内可能或者已经受热带气旋影响,沿海或者陆地平均风力达 8 级以上,或者阵风 10 级以上并可能持续增强。

预防措施

(1)政府及相关部门按照职责做好防台风应急准备工作。

(2)停止室内外大型集会和高空等户外危险作业,中小学生及幼儿园托儿所停课。

(3)相关水域水上作业和过往船舶采取积极的应对措施,加固港口设施,防止船舶走锚、搁浅和碰撞。

(4)加固或者拆除易被风吹动的搭建物,人员切勿随意外出,确保老人小孩留在家中最安全的地方,危房人员及时转移。

3. 橙色预警信号

标准:12 小时内可能或者已经受热带气旋影响,沿海或者陆地平均风力达 10 级以上,或者阵风 12 级以上并可能持续增强。

预防措施

(1)政府及相关部门按照职责做好防台风抢险应急工作。

(2)停止室内外大型集会、停课、停业(除特殊行业外)。

上篇:自然灾害

（3）相关水域水上作业和过往船舶应当回港避风，加固港口设施，防止船舶走锚、搁浅和碰撞。

（4）加固或者拆除易被风吹动的搭建物，人员应当尽可能待在防风安全的地方。

（5）相关地区应当注意防范强降水可能引发的山洪、地质灾害。

4. 红色预警信号

标准：6 小时内可能或者已经受热带气旋影响，沿海或者陆地平均风力达 12 级以上，或者阵风 14 级以上并可能持续增强。

预防措施

（1）政府及相关部门按照职责做好防台风应急和抢险工作。

（2）停止集会、停课、停业（除特殊行业外）。

（3）回港避风的船舶要视情况采取积极措施，妥善安排人员留守或者转移到安全地带。

（4）加固或者拆除易被风吹动的搭建物，人员应当待在防风安全的地方，当台风中心经过时风力会减小或者静止一段时间，切记强风将会突然吹袭，应当继续留在安全处避风，危房人员及时转移。

RENWEIZAIHAI XIA PIAN

人为灾害

下篇

急性中毒

急性中毒发病急骤，病情变化迅速、发展快。群体中毒，伤害人群多。据有关部门统计，急性中毒是我国全部疾病死因的第5位，因此急救医护人员及时明确诊断，有序的救治，降低死亡率和致残率。

家庭中发生急性中毒的人，应采取现场解救措施。这样做有利于减轻中毒的危害，也有利于后续的进一步抢救。

处理原则

1. 尽快排除毒物

（1）吸入性中毒

如煤气、液化气、液化石油气、天然气，应立即将中毒者脱离中毒环境，移至空气流通处，解开患者领扣、腰带，注意保暖，头偏向一侧，保持呼吸道通畅。这样处理后，轻度中毒患者很快恢复。呼吸停止者立即进行现场心肺复苏。

（2）皮肤黏膜沾染毒物

立即用大量清水彻底冲洗，污染的衣服及时脱去，以免重复吸收中毒。清洗不能用热水，以免血液循环加快促进皮肤吸收加重中毒。冲洗时间15～30分钟。腐蚀性毒物要冲洗时间长一些，因其易深入皮肤造成持续中毒，可选用中和性液体冲洗，如接触强酸中毒可用肥皂液冲洗，强碱中毒可用食醋作冲洗液。眼睛被强酸或强碱沾染后，一定要用清水彻底冲洗，有条件时用生理盐水冲洗，否则眼睛角膜被腐蚀后极易引起失明。

（3）食入性中毒

采用催吐、洗胃、导泻方法排出毒物。昏迷、抽风以及误服汽油、煤油、腐蚀性毒物中毒者禁用催吐方法。洗胃一般在医院进行，服毒 6 小时内洗胃最有效。但是当服毒量大，或为饱餐后服毒，怀疑胃内残留毒物，即使服毒超过 6 小时以上，仍需积极洗胃。只有彻底洗胃才能保证救治成功。除个别严重胃出血、胃肠穿孔者禁忌洗胃外，强酸强碱经口服中毒者严禁洗胃，因洗胃液可稀释酸碱更有利于吸收中毒，而且由于酸碱的强烈腐蚀作用，洗胃很容易使胃肠的黏膜破裂，造成大出血或穿孔的严重后果。只能灌入鸡蛋清、牛奶、植物油等保护黏膜的物质，导泻是经催吐和洗胃后的辅助措施，不能替代洗胃。导泻是把肠道内的残存毒物尽快地排出人体。通常是口服或由胃管注入硫酸钠或硫酸镁等药物以导泻，严重脱水和腹泻的患者禁用。

中毒者还可大量饮水增加尿量排毒。

2. 阻止毒物吸收

注射中毒或被有毒动物咬伤，毒物是由四肢局部进入体内的，可以对肢体伤口近心端结扎止血带，防止经血液扩散。止血带不能过松也不能过紧，每 10～30 分钟放松一次，每次 1～2 分钟。

3. 特殊的解毒方法

中重度以上的急性中毒必须尽快送医院，在医院里采用特殊的解毒方法，方能挽救中毒患者。

（1）运用针对性的特殊解毒剂

如铅中毒，用依地酸二钠钙解毒；亚硝酸盐中毒（工业盐）用亚甲蓝解毒；氰化物（苦杏仁等）中毒用亚硝酸盐加硫代硫酸钠解救；有机磷农药中毒用阿托品加解磷定救治；某些重金属中毒，如砷、汞、锑等，必须用二巯丙醇解毒。一般在医院内进行，因为这些药本身也可引起中毒。远离医院的地区，迫不得已应用时，一定要谨慎行事。

（2）人工透析及血液灌洗

将中毒患者的血流引出体外,经过吸附或透析等过程,将净化后的血液回输患者体内,反复进行,直到患者清醒或化验血中毒物已清除为止。透析与血液灌洗对多种药物中毒均有效,应尽早进行。

（3）高压氧舱疗法

对煤气中毒的患者,高压氧治疗能使患者早苏醒,无后遗症或后遗症减轻。高压氧治疗对其他急性中毒造成的中毒性脑病也有很好的疗效,可以选用。

4. 对症治疗

很多急性中毒并无特殊解毒方法,对症治疗很重要。治疗目的在于帮助危重患者渡过险关,保护重要器官,使其恢复功能。

（1）急性中毒患者应卧床休息、保暖。经催吐和洗胃后的患者,因对胃肠有一定的损伤,进食应以柔软、细腻的清淡饮食为主,少食多餐,逐渐适应再增加饮食量。

（2）注意观察患者的神志、呼吸、血压、心跳、脉搏情况。

（3）昏迷患者的护理十分重要。要清洁口腔,保持呼吸道通畅,定时翻身、拍背防止肺炎和褥疮,以静脉输液或鼻饲维持营养和水分的供应,发生惊厥、抽搐、烦躁不安者,应防止坠床和碰伤。昏迷患者苏醒前往往有躁动,需用恰当制动。

（4）对发生休克、脑水肿、肺水肿、心律失常、呼吸衰竭应及时送到具有抢救条件的医院进行救治。

（5）可选用民间解毒剂。比如甘草、绿豆以 1∶2 比例水煎服;甘草浓煎频服;甘草 15 克,大黄 9 克煎服;绿豆与黄豆煎汁服。注意,绿豆开锅 5~10 分钟即可,颜色呈绿色者解毒效果好。

预防措施

（1）加强防毒宣传。可因事、因地制宜地进行防毒宣传,如在初冬宣

103

传预防煤气中毒。

（2）加强毒物管理。对工业毒物制定防毒措施，注意废气、废水、废渣的治理，变废为宝，化害为利。杀虫农药和灭鼠药要加强保管，以免误食。园田喷洒农药，应严格遵守操作规程，容器加专用醒目的标记，喷洒时穿防护衣服。进入空气中含高浓度毒物的场所，应加强个人防护，佩戴双层口罩或使用防毒面具。

（3）预防化学性食物中毒，应禁止食用毒蘑菇、河豚等有毒食品，变质食物最好不要食用。某些特殊的食物经特殊加工后方可食用。

（4）防止误服毒物或用药过量。杀虫剂、消毒药水、外用药水要与口服药水、饮料严格分开，不要用口服药瓶、饮料瓶装剧毒药水，而不加标记，以免误服。家庭用药要放至较高处或加锁，以免被小儿抓食。精神不正常的患者服药，每次给1~2次的药量，视其服下后方可离去，防止其一次大量服药。

自然资源衰竭

森林资源衰竭

森林对人类文明的发展产生过并继续产生着巨大的影响。森林为原始人类提供了栖息环境和基本的生活条件,因而成为人类繁衍进化的发源地。历史上,森林曾覆盖了地球陆地面积的 2/3,进入 20 世纪以后森林面积减少的速度进一步加快。

由于人类与森林资源的密切关系,森林资源的衰竭将给人类和人类社会带来多方面的危害,成为一种后果严重的灾害。最近科学家提出了一个令人沉重的观点:21 世纪将是全球多灾多难的世纪,主要灾难是气象灾害,而干旱是气象灾害的主要表现形式。

为什么未来如此风不调雨不顺呢?究其原因是宝贵的绿色森林遭受人类无情地砍伐。而绿色森林是地球的肺,是气候调节器。

防御未来灾害的战略性对策是大规模植树。按世界绿色和平组织最近公布的调查结果表明,森林被毁的必然结果是:全世界 90% 的淡水

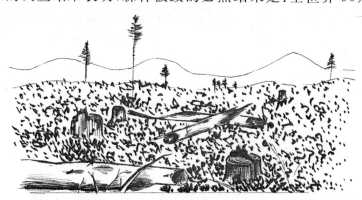

森林资源衰竭

 下篇:人为灾害

白白流入大海,地球上的风速增大 70%,90% 的陆地生物将会消失。

生态学家指出:一个国家,如果它的森林覆盖率达到 30% 左右,就很少发生重大的自然灾害;如果能达到 40%,就有一个比较好的生态环境;如果达到 60%,那么这个国家将成为一个风调雨顺、美丽富饶的花园国家。目前我国的森林覆盖率仅有 14%,这不得不引起我们的重视。

处理原则

(1)健全有关法律法规。

(2)健全森林资源灾害应急的流程、应急系统的组成、应急预案的制定、应急决策等核心内容。

(3)应急方案的决策。

实现森林资源灾害应急决策的科学方法是智能决策。智能决策的手段是应急智能决策系统,是为森林资源灾害应急决策者提供决策所需信息、知识和方案的人机系统。

应急预案的启动级别、应急物资调度方案选择、最佳路径的选择等决策。应急决策是在危机情境下的非程序化的紧急决策。

(4)通过智能决策系统,在人的干预下,根据灾害等其他信息,利用计算机等信息技术,辅助管理者对是否启动应急系统及如何选择具体方案与规模等进行决策。

(5)现场指挥部下设综合协调组、灾害除治组、物资保障组、应急通信组、治安警戒组、医疗救护组、新闻报道组。各工作组按照现场指挥部要求开展相应工作。

综合协调组:协调各部门落实防控力量、物资调配、通信联络、灾情监测等。

灾害处置组:组织、调配防治专业队伍等各种防控力量,开展人工防治、物理机械防治、地面防治或飞机防治。

物资保障组:协调、组织有关部门落实灾害处置所需的食品、饮水、帐篷、药剂、药械、油料、车辆等物资供应。

应急通信组:保障应急防控通信畅通;治安警戒组:根据应急防控需要,负责相应的治安警戒工作。

医疗救护组:协调有关部门和单位做好灾害处置所需的医疗救护工作。

物种资源衰竭

地球自出现生命以来,至今形成了约 1000 万种动物、植物和微生物。人类的出现加速了物种的灭绝,特别是进入近代社会以来,这一趋势更加明显。人类的活动使物种绝灭速度加快,造成了物种资源的衰竭。造成物种资源衰竭的原因主要有以下三个方面。

(1)生物栖息环境的改变和破坏。

(2)滥捕乱猎。

(3)环境污染。

物种资源衰竭会产生下述四个方面的严重后果。

(1)破坏生态平衡。

(2)影响优良品种的选育。

(3)减少药物来源。

(4)危害工业的发展。

处理原则

(1)加强野生生物物种资源的保护,限制人口发展速度。

(2)限制其他地区物种的入侵。

(3)完善立法,通过其他具体的部门法规,对其加以细化性规定,相对而言,具有相应的可操作性。这些法律法规包括《中华人民共和国野生动物保护法》、《中华人民共和国陆生野生动物保护实施细则》、《中华

107

下篇：人为灾害

人民共和国水生野生动物保护实施细则》等。

（4）建立各种自然环境的保护性区域。

（5）规范和转变开发方式，以提升野生生物物种的繁殖功能。

土地沙漠化

土地沙漠化是当今世界一个重要的环境问题。沙漠化是在具有一定砂质物质基础和干旱大风的动力条件下，由于过度人为活动与资源、环境不相协调而产生的一种以风沙活动为主要标志的环境退化过程。

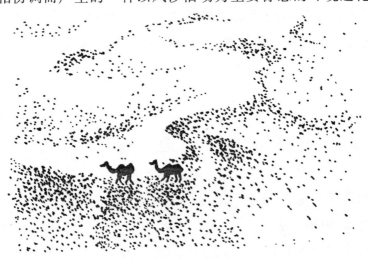

土地沙漠化

处理原则

沙漠化的防治主要有以下几点。

（1）保护现有植被，加强林草建设。

（2）合理调配水资源，保障生态用水。

（3）控制人口增长，实行生态移民，建设小城镇。

（4）改变畜牧业生产方式，减轻对草场的破坏。

（5）调整产业结构，促进产业链形成，发展地方经济。

（6）改变能源结构，解决燃料不足。

（7）优化土地利用格局，维护社会经济与生态环境的协调和可持续发展。

土壤盐碱化

当用河水灌溉地下排水不充分的田地时，往往发生积水和盐碱化现象。天然地下水源的增加使含水层逐渐升高，水通过所剩下的很浅的表层土壤而蒸发，促使矿物和盐分浓集在地面附近，土壤理化性能变差，危害作物的生长。世界上有30多个国家种植的作物因盐碱化而严重减产。

处理原则

盐碱化的防治措施归纳起来大致有四个方面。

（1）水利改良措施，主要包括排水、灌溉洗盐、引洪放淤，其中排水是一项带根本性的措施，自上而下地把表土层中的可溶性盐碱洗出去，然后由排水沟排除。所谓放淤是把含有泥沙的水通过渠系引入事先筑好的畦埂和进、退水口建筑物的地块，用减缓水流的办法使泥沙沉降下来。

（2）农业技术改良措施，主要包括种稻、平整土地、耕作客土、施肥等。

（3）生物改良措施，主要是植树造林、种植牧草、绿肥等，植树造林对改良盐土有良好的作用，林带可以改善农田小气候，减低风速，增加空气温度从而减少地表蒸发，抑制返盐。

（4）化学改良措施，采取施用石膏及其他化学改良物可收到较好效果。如碱化土壤或碱土中含有大量苏打及代换性钠，致使土壤分散，呈强碱性，引起土壤物理性状不良，改良这类土壤除了消除多余的盐分外主要应降低和消除土壤胶体过多的代换性钠和强碱性，在国外多使用大

 下篇：人为灾害

量的石膏、硫酸亚铁(黑矾)、硫酸、硫黄等,可收到降低土壤碱性,协调和改善土壤理化性状的作用。

水土流失

在自然状态下,因自然因素引起的地表侵蚀速度非常缓慢,一般与自然土壤形成过程处于相对平衡的稳定状态。但是,由于人类的活动,特别是由于植被遭到破坏,自然因素(如风和水)的作用被扩大,土壤受到严重的侵蚀,水土流失加速进行,大大超过成土速度。

水土流失造成大量耕地日益瘠薄,土地生产力不断下降,有些甚至失去生产力。这在相当程度上加剧了土地资源的紧张和全球性食物短缺。

流失的水土在河流、湖泊和水库中淤积,降低其容量,造成洪涝和干旱灾害的加剧,并妨碍航运、农业灌溉与电力能源生产。

处理原则

其防范与对策主要有以下几点。

(1)改良地形环境。在15℃以上宜林坡地,要坚决退耕还林,并在坡面地修建拦、蓄、引、排相结合的水土保持工程。通过在坡面修建截水沟、坡面蓄水工程(水平沟、水窖、水柜),形成蓄水、保土拦沙、缓流、排洪、抗旱的综合功能,从减缓地表径流速度、增强土壤吸水蓄水量着手,削弱地表径流冲刷、裹挟表土的力度,进而达到涵养水分、保护土壤的目的。

(2)鼓励大量造林种草,增加地面植被覆盖率。

(3)修建拦蓄水工程,治理沟道,因地制宜地植树种草,实行立体防治。修建梯田式护坝,从沟头到沟口,从上游到下游,从毛沟、支沟到平沟,层层修建防护,使雨水泥沙节节受到控制,从而防止沟头延伸、沟岸下切,达到控制沟蚀发展的目的。

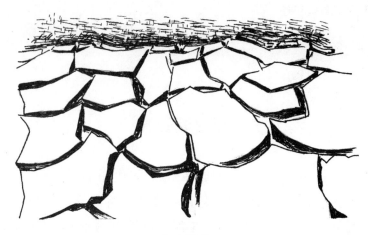

水土流失

土地资源衰竭

土地资源是人类生活和生产上已经开发利用和尚未开发利用的土地数量和质量的总和。由于土地具有承载、滋养、供给等基本功能，人类自存在以来，就与土地结成了不可分离的依存关系。人类的产生、生存和发展，都是以土地资源为依存基础的。

土地资源的衰竭主要表现在下述三个方面。

（1）森林的破坏和草原的退化。

（2）沙漠化、水土流失和盐碱化。

（3）耕地丧失。

土地资源的衰竭是人类基本生活资料和生产资料的丧失，是人类生存环境的破坏，这将带来整个人类生活质量的下降。

预防措施

（1）编制土地利用总体规划。

（2）控制耕地减少的趋势。

下篇：人为灾害

（3）完善法制建设。

（4）防止土地污染。

水资源衰竭

　　水既是人体组成的基础物质，又是新陈代谢的主要介质，水的缺乏对人们的生活和健康极为不利，甚至会毁灭生命。全世界经常发生因干旱缺水而渴死大量人口的事件。各种动植物也离不开水，水的缺乏严重阻碍着动植物的生长发育，特别是降低农业动植物的生产量。

处理原则

水资源衰竭问题的对策主要有以下几点。

（1）加大节水力度，提高水资源利用率。

（2）实行跨区域调水，合理开发利用水资源。

（3）科学地对废水进行处理，减少污水排放。

（4）控制人口的增长，减缓水资源紧缺压力。

环境污染

大气污染

由于人类活动或自然过程,向大气中排进了一些有害物质(称污染物),当排入量够多(污染物浓度达一定限度),则使原来洁净空气的品质下降,若这种情况维持时间够长,便会对人类、动物、植物和大气中的物品产生危害和不良影响,这种大气状态称为空气污染。组成空气污染有三个要素:污染源、污染物浓度、对人和生物有危害。

大气有一定的自净能力,现代大工业发展以前,因自然过程等排进大气的污染物,与由大气自净过程而从大气移除的量基本平衡。但是二十世纪五六十年代以后,现代大工业迅速发展,人类排进大气的污染物量大大超过了大气的自净能力,致使目前全球大气都遭到不同程度的污染。这引起了各国的关注。

1. 污染源与污染物

向大气排入有害物质的源地称污染源,进入大气的有害物质称污染物。

2. 大气环境质量

大气环境对人类生存与发展的优劣程度,称大气环境质量或大气品质。空气洁净则其大气环境质量便高,如远离城市或工业区的山区;大城市或工业区的空气污染严重,其大气环境质量便低。

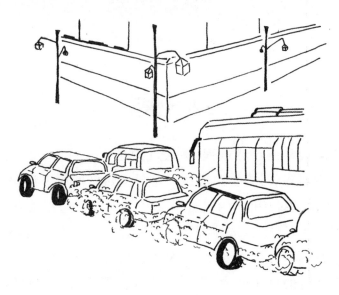

汽车尾气

预防措施

大气污染的防范措施主要有以下几点。

(1)采取各种措施,减少污染物的产生

①全面规划,合理布局。

②改善能源结构,提高能源有效利用率。

③实行区域采暖和集中供热。

④植树造林,绿化环境。

(2)颗粒状污染物的治理。

(3)气态污染物的治理。

(4)完善环境监管,加大执法力度。

土壤污染

土壤就是陆地表面具有肥力的疏松层。所谓土壤污染,就是人类在生产和生活活动中产生的废水、废气和固体废弃物直接或间接进入土壤,破坏了土壤系统原有的平衡,引起其成分、结构和功能的变化,进一步造成对人类的不利作用。

预防措施

(1)执行国家有关污染物的排放标准。
(2)建立土壤污染监测、预测与评价系统。
(3)发展清洁生产。

水体污染

水体是水库、河流、湖泊、沼泽、地下水及海洋的总称。人类对水的使用极为广泛。水每次使用后都会引入一些污染物质,从而引起水体的污染。人类活动造成水体污染的污染源主要有三类:工业污染源、农业污染源和城市污染源。

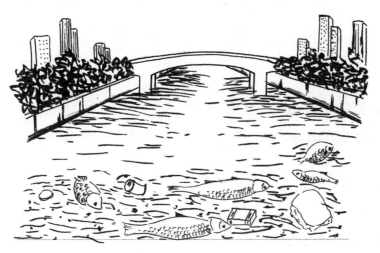

水体污染

 下篇:人为灾害

处理原则

（1）加强对水资源污染严重的企业的监管力度：对钢铁、电力、化工、煤炭等重点污染行业推广废水循环闭路的零排放制度，切实加强对污染排放单位的审核和监督；严格控制新污染源的产生；

（2）提高对污水的再生利用水平：城市污水的再生利用，实现污水资源化，是提高水资源综合利用率、缓解水资源短缺矛盾、改善生态环境、减轻水体污染的有效措施。

（3）发展生态农业和有机农业：合理利用和有效的保护自然资源，防止污染，实现资源节约，提倡使用有机肥料。有机农业是一种完全不用化学肥料、农药、生长调节剂、畜禽饲料添加剂等合成物质，也不使用基因工程生物及其产物的生产体系，其核心是建立和恢复农业生态系统的生物多样性和良性循环，以维持农业的可持续发展。因此发展生态农业和有机农业，能综合防治由于农药、化肥等使用造成的水资源污染问题。

海洋污染

海洋面积辽阔，储水量巨大，长期以来是地球上最稳定的生态系统。由陆地流入海洋的各种物质被海洋接纳，而海洋本身却没有发生显著的变化。然而近几十年，随着世界工业的发展，海洋的污染也日趋加重，使局部海域环境发生了很大改变，并有继续扩展的趋势。

海洋污染的特点是，污染源多、持续性强，扩散范围广，难以控制。海洋污染造成的海水浑浊严重影响海洋植物（浮游植物和海藻）的光合作用，从而影响海域的生产力，对鱼类也有危害。重金属和有毒有机化合物等有毒物质在海域中累积，并通过海洋生物的富集作用，对海洋动物和以此为食的其他动物造成毒害。石油污染在海洋表面形成面积广大的油膜，阻止空气中的氧气向海水中溶解，同时石油的分解也消耗水中的溶解氧,造成海水缺氧,对海洋生物产生危害,并祸及海鸟和人类。

处理原则

(1)防止和控制沿海工业污染物污染海域环境。

(2)防止和控制沿海城市污染物污染海域环境。

(3)防止、减轻和控制沿海农业污染物污染海域环境。

(4)防止、减轻和控制船舶污染物污染海域环境。

(5)防止、减轻和控制海上养殖污染。

(6)防止和控制海上石油平台产生石油类等污染物及生活垃圾对海洋环境的污染。

(7)防止和控制海上倾废污染。

城市环境污染

近代城市特点是规模大、人口集中,工业和交通运输也集中于此,城市内部的物质流与能量流都十分活跃。这决定了城市既是环境污染的主要源地,又是环境污染的主要对象。大气污染、土壤污染和水体污染,也可以说是环境的污染。城市环境污染中最具"城市特色"的是噪声和城市固体废弃物污染。

噪声是现代城市居民每天遭受的灾害之一。城市环境噪声主要有三种类型:交通噪声、工厂噪声和生活噪声。

噪声的危害主要有以下几点。

(1)噪声干扰人们的正常生活和工作。

(2)噪声危害人体健康。

(3)噪声破坏建筑物。

城市固体废弃物包括城市工业废渣和城市生活垃圾两大类。城市工业废渣主要包括冶金炉渣、燃料渣、化工废渣和选矿的尾矿渣等。

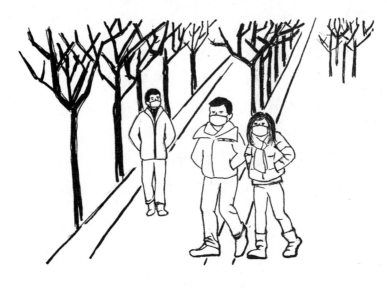

空气污染

处理原则

处理原则与防范措施有以下几个方面。

1. 治理城市大气污染

提高城市清洁能源比例，改善能源结构，大中城市要建设高污染燃料禁燃区，在人口稠密的市区逐步取消直接燃用原煤。促进西气东输沿线城市积极利用天然气。加快城市供热、供气能力建设。禁止在城市的近郊区内新建燃煤电厂和其他严重污染大气环境的企业。大力发展公共交通，鼓励开发和使用清洁燃料车辆，逐步提高并严格执行机动车污染物排放标准。

2. 大中城市以及城市群地区要综合控制城市大气污染物的相互影响

按照生态要求进行绿化、美化、硬化，加强建筑施工及道路运输环境管理，有效控制城市扬尘。建立城市空气质量日报和重点城市空气质量预报制度。

3. 治理城市垃圾污染

加快城市生活垃圾处理及综合利用、危险废物安全处理等城市环保基础设施建设。建立垃圾分类收集、储运和处理系统,在优先进行垃圾、固体废物的减量化和资源化的基础上,推行垃圾无害化与危险废弃物集中安全处理。建立废旧电池回收处理体系。20万人口以上的城市医疗废物必须全部实现安全处理,鼓励医疗废物集中处理。

4. 治理城市噪声污染

加强对建筑施工、工业生产和社会生活噪声的监督管理。限制机动车、火车市区鸣笛,对造成敏感建筑物声环境超标的交通重负荷路段,采取降噪措施,控制交通噪声污染。

5. 做好重点城市环境保护工作

综合考虑城市规模、性质、区域分布和环境状况等因素,把国家环境保护重点城市扩大到113个,加大环境综合整治力度。继续开展创建国家环境保护模范城市活动,提升模范城市的可持续发展综合能力。完善公众、社区和媒体参与城市环境管理的机制,建立城市环境污染应急响应系统。

6. 治理城市水污染

所有城市都要制定改善水质的计划,重点保护城市饮用水源。20万人口以上的城市,要建立水源地水质旬报制度,环保重点城市要实施生活饮用水源水环境质量报告制度。采用截污、治污、清淤、保证城市河湖用水、加快水体交换、维护城市湿地等措施,使城市地表水按功能达标。综合运用价格、行政、科技和工程措施,推行城市节水、污水处理及其资源化,严格控制地下水开采量,严禁超采地下水。

能源利用引起的环境污染

各种能源在开发、加工、运输和利用过程中都会产生对生态环境的

 下篇:人为灾害

污染。

1. 化石燃料对环境的污染

由于化石燃料（煤、石油、天然气等）是目前世界上使用的主要能源，其开采、运输、加工和燃烧耗用等方面的数量都很巨大，从而对环境的污染也是最为严重。

2. 核电站污染

核电站不产生空气污染物，但也有污染问题：慢性辐照，即反应堆正常运转时的低水平辐照；放射性废物的污染。核反应堆的一些事故的发生，如冷却系统失灵、堆芯熔融，都会造成放射性物质外溢。世界上已经多次发生核泄漏事故。二战期间核废料成为"烫手山芋"。坐落在美国纽约州某镇一所小学旁边的荒废工厂，厂内到处堆放着生满铁锈的垃圾桶，以及举目可见的"危险"标示。

第二次世界大战期间，这座工厂是秘密制造铀的场所，为史上有名的"曼哈顿计划"处理从科罗拉多州及刚果运来的矿物原料。现在，厂内仍藏匿着一堆乱七八糟的遭污染物（战时所留下的低含量核废料）。

3. 核电站污染防范（见核污染章节）

交通事故

陆地交通事故

公路交通运输工具种类繁多,数量极大,而公路状况一般都不尽如人意。各种陈旧的、新型的,缓慢的、高速的,宽大的、窄小的汽车拥挤于窄小、弯曲、崎岖不平的公路上,争先恐后,你追我赶,极易发生撞车、翻车等事件。此外,驾驶人员技术水平的低下、体能状况的反常(如酗酒、疲劳、性格暴躁)也容易导致车祸的发生。在恶劣的气象条件下,发生车祸的可能性更大。

即使是在设施齐全、标准化程度高、管理严格的高速公路与铁路上,也经常由于天气状况的恶劣、机械故障或驾驶人员与管理人员的操作与指挥失误而发生汽车或火车翻车、撞车事故。

在最近几十年时,因汽车数量的猛增,汽车交通事故呈直线上升,全世界每年因车祸造成的死亡人数都在 30 万以上。因交通事故而负伤致残的人则更多。公路交通事故灾害造成的人员伤亡是最严重的。就交通死亡率而言,发达国家远低于不发达国家。但是,因发达国家汽车数量很大,其总事故数也相当多,交通灾害死亡人数亦很多。铁路事故引起的人员伤亡也很大。

处理原则

(1)人道原则

当事故发生后,救护者必须怀着崇高的人道主义精神,千方百计利用现场一切可利用的条件抢救伤员。救护者应保持镇定、清醒的头脑,使伤员尽快得到现场治疗,并及时呼救,转入后续治疗。

（2）快速原则

在车祸救护工作中，时间就是生命。"快抢、快救、快送"是决定伤员能否减少伤残和后遗症的关键。救护人员要珍惜每一秒钟，火速急救，火速护送伤员到医院治疗。

（3）有序原则

交通事故的特点是"伤情复杂、严重、复合伤多"。因此，在抢救中一般应本着"先抢后救"、"先重后轻"、"先急后缓"、"先近后远"的顺序，灵活掌握。首先采取止血，保持呼吸道的通畅，抗休克等措施；第二是处理好内脏器官的损伤；第三是处理好骨折；第四是包扎处理一般伤口。

（4）自救原则

"自救原则"是车祸现场救护、抢救伤员生命的一条宝贵经验，尤其是对发生在偏僻地区的车祸更是显得重要。在车祸现场不能消极等待，要积极采取"自救、互救"措施，充分利用方便器材以赢得救援时间。

空　难

航空交通受到气象状况的极大限制，同时，它对驾驶人员和管理人员的技术水平及飞行器机械性能的稳定性要求极为严格。天气状况的突变、飞行器的微小故障、驾驶人员与管理人员体能状况的反常都极易造成空难的发生。在现代，飞机越来越趋向大型化，这使得每一次空难造成的人员伤亡也更大。在军用航空与载人航天飞行中，空难也时常发生。

处理原则

空中常见的紧急情况有密封增压舱突然低落、失火或机械故障等。一般机长和乘务长会简明地向乘客宣布紧急迫降的决定，并指导乘客采取应急措施。水上迫降时，空中小姐会讲解救生衣的用法，但在紧急脱离前,乘客仍应系好安全带。若飞机高度在 3660～4000 米,旅客头顶上的氧气面罩会自动下垂,此时应立即吸氧,绝对禁止吸烟。如果机舱内失火,可用二氧化碳灭火瓶和药粉灭火瓶(驾驶舱禁用);非电器和非油类失火,应用水灭火。乘客要听从指挥,尽量蹲下,处于低水平位,屏住呼吸,或用湿毛巾堵住口鼻,防止吸入一氧化碳等有毒气体中毒。

但升降时飞机失事常十分突然,来不及向旅客发出警告,乘客应懂得飞机失事的各种预兆:

(1)机身颠簸;

(2)飞机急剧下降;

(3)舱内出现烟雾;

(4)舱外出现黑烟;

(5)发动机关闭,一直伴随着的飞机轰鸣声消失;

(6)在高空飞行时一声巨响,舱内尘土飞扬,这是机身破裂舱内突然减压。

应急措施

(1)选择一条中转最少的航空线,减少黑色 13 分钟的次数。登机后认准自己的座位与最近的应急出口的距离和路线。

(2)"应急出口"必须会打开。

(3)若头顶部有重而硬的行李必须挪至脚旁。

保持最稳定的安全体位:弯腰,双手握住膝盖下,把头放在膝盖上,两脚前伸紧贴地板。

(4)舱内出现烟雾时,一定要使头部处于可能的最低位置,因为烟雾总是向上的,屏住呼吸用饮料浇湿毛巾或手绢,捂住口鼻后才呼吸,弯腰或爬行至出口。

(5)当机舱"破裂减压"时,要立即带上氧气面罩,并且必须带严,否则呼吸道肺泡内的氧气会被"吸出"体外。为了增加舱内的压力和氧浓度,飞机会立即下降至 3000 米高空以下,这时必须系紧安全带。

(6)若飞机在海洋上空失事,要立即换上救生衣。

(7)飞机下坠时,要对自己大声呼喊:"不要昏迷,要清醒! 兴奋!"并竭力睁大眼睛,用这种"拼命呼喊式"的自我心理刺激避免"震昏"。

(8)当飞机撞地轰响的一瞬间,要飞速解开安全带系扣,猛然冲向机舱尾部朝着外界光亮的裂口,在油箱爆炸之前逃出飞机残骸。因为飞机坠地通常是机头朝下,油箱爆炸在十几秒钟后发出,大火蔓延也需几十秒钟之后,而且总是由机头向机尾蔓延。

海 难

航海时发生的各种灾难称海难,从人类开始与海洋打交道的那一天起,海难即不断发生。特别是到了近代,大型和特大型船成为航海的主要工具,每一次海难的发生都造成十分严重的后果。

处理原则

发生海难事故后,难船应立即采取应急措施,尽力自行抢救;情况严重确认抢救无效,且有危及人命安全或船舶有沉没危险时,应发出遇险信号求救,并迅速放下救生艇,弃船待救。在海难救助上,首先是营救遇险人员。《1979 年国际海上搜寻救助公约》规定各沿海国应设有救援中心。中国已成立了海上搜寻救助中心。对于难船和船上货物,需先按救助契约达成协议,然后依据救助要求进行施救。

预防措施

为保障海上船舶和人命安全,国际海事组织和各国政府针对发生海难的各种原因采取了一些有力的预防措施和解决办法。如制定一系列国际公约和法规,主要有:国际海上人命安全公约、《1978 年海员培训、发证和值班标准国际公约》、《1966 年国际船舶载重线公约》、《1972 年国际海上避碰规则公约》、《1973 年国际防止船舶造成污染公约》等。各航运国家也制定有有关法规,如中国的海上交通安全法,日本的船舶安全法、船员法等。其他有效措施有:长、中、短期天气与海况预报;建立世界性航行警告系统;加强交通管理和航道整治,使港湾设施现代化;增加和改善航标的设置;实施船舶定线通航;在一些险要水域和港口实施强迫引航;举办短期船员培训班和要求船员通过考试领取救生艇操练、海上求生、消防、医疗等四种合格证书;追究职责过失的法律责任和承运人的赔偿责任。

下篇:人为灾害

核灾害

核污染、核战争与核"冬天"

1. 核污染

在人类利用核能伊始,核污染事件即接连不断地发生。随着核能的广泛利用和核电站的日益增多,人类暴露于放射性物质面前的可能性也在增加,核爆炸和核燃料泄漏有可能成为未来人类社会的一种主要灾害。

2. 核战争与核"冬天"

在多次地区性争端与战争中,核武器都不同程度地投入了使用。世界各国也将大量的人力物力投入核武器的研制,现在,全世界已经拥有足够将全人类毁灭三次的核武器。

大规模核战争不仅有可能使人口大量死亡,还会对全球气候和生态系统产生影响。有关预测研究表明,多枚核弹爆炸产生滚滚浓烟,能使大量微尘上升到对流层中上层,并在那里维持长达数周或更长的时间,截断大部分地面的阳光,使地面处于黑暗之中,同时,气温和地表温度将急剧下降,给地球上的一切生命带来灾害性的后果,这就是核冬天。

核事故

核事故指核设施内部的核材料、放射性产物、废料和运入运出核设施的核材料所发生的放射性、毒害性、爆炸性或其他危害性事故,意外向环境释放大量放射性物质,导致工作人员和公众受到意外的过量照射,威胁人员生命和健康。

辐射事故指封闭型或开放型放射源丢失、被盗以及辐射状指控制失灵或操作失误导致工作人员或公众受到意外的过量照射的意外事故。

（1）核事故的分级

0级：偏离，就安全方面考虑无危害。

1级：异常，指偏离规定功能范围。

2级：事件，指场内明显污染或一个工作人员受过量照射，具有潜在安全后果的事件。

3级：严重事件，指有极小量的场外释放，公众受小部分规定限值照射，场内严重污染或一个工作人员有急性健康效应。其效应接近事故且丧失纵深防御措施。

4级：主要在设施内的事故，指有少量场外释放，公众受规定限值级照射；反应堆芯放射屏障重大损坏或一个工作人员受致死性照射。

5级：有场外危险的事故，指场外有限释放，很可能要求实施计划的干预；堆芯放射屏障严重损坏。

6级：严重事故，指场外明显释放，很可能要求实施计划的干预。

7级：特大事故，指场外大量释放，有广泛的健康和环境影响。

（2）核事故特点

突发性和快速性。

损伤多为复合伤、照射种类多样、社会心理影响大、影响范围大、持续时间长

（3）辐射监测

体表污染：产生 α、β 的放射性核素。

内污染：进入人体的放射性核素超过自然存在量。

（4）辐射防护

①公众卫生防护。

②救援人员的防护。

③应急人员防护。

医疗救援

1. 设立现场指挥所

核事故发生后,到达现场的最高领导即为现场指挥,率先到达的急救医师即为临时现场指挥者。

现场指挥的任务及职责如下。

(1)现场指挥到达现场后须立即向现场指挥所报到,接受统一指挥并配合做好救援工作。

(2)做好与其他应急系统(公安、武警、消防、交通、军队)的联络、配合、协调。

(3)利用当地条件,成立急救医疗点,对重伤和必须进行现场处理的伤员进行急救。

(4)保持与"120"指挥中心的联系,协调急救调度。

(5)统计事故现场伤亡人员的数量和分流地点。

(6)组织指挥对伤员的分检和分流。

2. 现场急救原则

(1)快速有效。

(2)边发现边抢救

(3)先救命后治伤(病)。

(4)先重伤后轻伤。

(5)先复苏后固定。

(6)危重伤员先抢救后去污染。

(7)先救后送。

3. 现场救援的基本任务

(1)及时进行现场救护,抢救伤员;尽快将伤员撤离事故现场,并进行相应的医学处理；对伤情重，危及生命的伤员应优先进行紧急处理。

（2）初步估计人员受照剂量，进行初步分类诊断和处理，必要时及早使用稳定性碘和/或抗放药物。

（3）对人员进行放射性体表污染检查和初步去污处理，并注意防止污染扩散。

（4）初步判断人员有无放射性核素体内污染，必要时及早采取阻吸收和促排措施。

（5）尽可能收集，留取可估计人员受照剂量的物品和生物样品。

（6）填写伤员登记表。

（7）伤员后送。

4. 伤员后送原则

（1）伤员的后送由中心统一指挥实施。

（2）伤员经紧急处理后应遵循：就近、专科、医疗实力、技术力量、承受能力的原则合理分配。

（3）伤病员特别多时，遵循当地卫生局"重大意外灾害事故医疗救援应急预案"进行分流。

（4）放射损伤伤员如果病情允许，直接送医院。

（5）在送达医院前填好"院前急救病历卡"做好病员、病情抢救情况交接工作。病历卡一式二份，一份提交相关医院、一份保存。

5. 应急救援人员的防护

（1）穿戴防护衣具。

（2）配备辐射测量仪。

（3）酌情使用稳定性碘和抗放药物等。

下篇：人为灾害

129

培训、演习、应急响应能力的保持

1. 培训内容

- 辐射危害和防护的基本知识和相关法规。
- 放射源和辐射技术应用中可能发生的辐射事故及其应急处理措施。
- 国内外典型辐射事故及其应急处理的经验教训。
- 所涉及的医学应急响应计划或程序。
- 急救基本技术和技能。
- 人员和场所去污的基本知识和操作技能。
- 辐射测量仪的性能和操作。
- 其他相关内容。

2. 演习的目的

- 检验应急预案或程序的可行性和有效性。
- 检验应急组织和应急人员的应急响应能力和技能。
- 发现应急预案或程序和应急准备的不足之处，以便改进。

3. 应急响应能力的保持

- 定期进行培训和演练人力，物力与日常工作积极兼容。
- 用于核医学应急的设备，器材和用品经常进行检查和维护定期修改或更新应急计划或程序。

人口问题

人口过剩灾害

当代世界，人类面临着资源、环境、粮食、能源和人口等五大挑战。这里的核心是人口问题，人口的过度增长造成的人口过剩已经成为一种后果严重的灾害。人口过剩对于人类和人类所处的自然生态—社会经济系统具有极大的危害，其中最直接的和最主要的危害即是对环境的压力与冲击。

预防措施

其处理原则与防范措施主要有以下几点。

（1）提高人口素质减低生育率。我国现在并不需要采用行政手段"控制人口数量"设法提高人口质量促进生育率下降。

（2）推进城市化进程、提高妇女的教育水平、扩大社会保障体系的覆盖范围，这些措施都有利于大幅度降低生育率．更重要的是，这些措施不仅对降低生育率和控制人口数量有正面的作用，而且其本身也正是值得我们追求的目标。

（3）促进经济发展降低生育率水平，经济发展就会导致生育率的下降，人口的增长自然就会得到控制了。

（4）创造出更多的就业机会，解决人口过剩的问题。

人口老龄化

人口老龄化是指总人口中因年轻人口数量减少、年长人口数量增加

 下篇：人为灾害

而导致的老年人口比例相应增长的动态。两个含义：一是指老年人口相对增多，在总人口中所占比例不断上升的过程；二是指社会人口结构呈现老年状态，进入老龄化社会。国际上通常看法是，当一个国家或地区60岁以上老年人口占人口总数的10％，或65岁以上老年人口占人口总数的7％，即意味着这个国家或地区的人口处于老龄化社会。

1. 老龄化产生的根源与主要解决办法

老龄化为什么会成为问题？根据美国普查的研究，世界性的人口老龄化是"历史上未曾出现的社会现象"。人们可以把这一现象当做历史进步来庆祝。从根本上讲，这种人口转变是医疗进步、教育水平明显提高和经济发展的直接成就。

原　因

（1）育儿费用提高、生产生活节奏的加快、生活压力加大，造成生育率不断下降，出现众多丁克族；

（2）医疗技术进步，公共卫生水平提高，人均寿命延长；

（3）计划生育等政府限制生育的政策。

解决老龄化的措施，依据产生的原因不同而有所区别：

（1）由于人们的"寿命延长"而产生老龄化。

（2）由于人们"非均衡生育（包括生育高峰和少生孩子）"而产生的老龄化。

主要特点

中国人口老龄化的主要特点有以下几点。

（1）人口老龄化提前达到高峰。

（2）在社会经济不太发达状态下进入人口老龄化。先期进入老龄化社会的一些发达国家，人均国民生产总值达到20000美元以上，呈现出"先富后老"，这为解决人口老龄化带来的问题奠定了经济基础。而中国进入老龄化社会时,人均国民生产总值约为 3000 美元,呈现出"未富先老"。

(3)在多重压力下渡过人口老龄化阶段。

另外,中国老龄化还存在以下几个特点。

(1)地区差异

东部地区工业化水平要远强于西部地区,这些地区经济发展对劳动力的需求旺盛,劳动力不足的情况将会通过吸引西部地区年轻劳动力的流入而得到满足,因此未来一段时期内西部地区的老龄化速度预计将高于东部地区。

(2)城乡倒置

我国在工业化的同时没有相应的进行城镇化,导致大量人口滞留在乡村。

人口老龄化的巨大压力,考验着政府规划养老的能力。养老除了保障老年人的基本生活之外,还需要大量的适合老年人心理、医学等诸多方面的专业护理服务。未来养老的发展应该是老年人的生活保障逐渐走向社会化,变家庭养老为社会养老,由政府承担是大趋势。

全国老年福利机构的职工只有 22 万人,取得养老护理职业资格的也不过 2 万多人,不仅与中国几千万失能老人的潜在需求相差甚远,而且由于服务队伍的整体素质偏低,其专业水平、业务能力、服务质量,在一定程度上无法满足老年人的护理需求。养老机构、床位和专业人员的严重匮乏,已经成为许多城市养老服务的瓶颈问题。

措施建议

(1)根据中国确定的社会主义现代化建设战略目标,结合老龄工作的实际,特提出 21 世纪前十五年的国家老龄工作宏观政策措施建议。

(2)将实施健康老龄化战略纳入长期规划。

(3)提高对老龄化问题的认识。

133

 下篇:人为灾害

（4）家庭养老和社会养老相结合。

①改善居家养老环境。

②加快社区老年服务建设。

③适度发展公共养老的福利设施。

④健全老年人社会保障制度。

完善城镇离退休人员基本养老金的正常增长机制,完善相对独立的养老金经办机构,负责养老金的征收、给付、营运和管理,用发国债形式探索建立养老保险基金,保证全额按期予以支付。

（5）积极发展老龄产业

①市场机制带动老龄产业发展。

②以老龄产业发展社会福利事业。

③努力降低为老服务产业发展成本。

（6）主动提高退休年龄是必然趋势

①加大有关老年法律法规的执法力度。

法律部门要坚决制裁侵害老年人合法权益的不法行为,依法合理调整老年群体与其他群体、老年人之间的关系,加强民事调解工作,促进家庭和睦与社会稳定。

②加快完善老年立法步伐。

③进一步弘扬中华民族敬老养老的传统美德。

④进一步加强对老龄工作的领导。

面对中国人口老龄化趋势,老龄工作只能加强,不能削弱。

⑤健全政府的老龄事务管理机构。

国家应尽快成立高层次的老龄事务议事协调机构,通盘制定中国老龄事业发展的方针政策,对一些重大问题进行协调。

2. 扩大老龄工作社会化服务队伍

养老服务是一种特殊的老年公共服务产品,直接关系到人身健康、生命财产安全。受身心状况的制约,高龄和失能老人需要实行机构养老,因而十分需要具有某些专业学科的专业护理人员。应大力加强养老服务培训资源的供给,有条件的院校应设立养老服务专业,着手培养中高级人才;通过制定岗位专业标准和操作规范,抓好在职人员职业道德、专业知识和岗位技能培训,逐步提高养老服务队伍的专业化水平,积极推行养老护理员国家职业资格制度,不断优化养老服务人员队伍结构,保证从业人员持证上岗。

下篇：人为灾害

危险化学品事故

按照《危险化学品安全管理条例》，危险化学品主要包括以下化学品。

（1）易燃。

（2）易爆。

（3）毒害。

（4）腐蚀。

（5）放射性。

（6）爆炸品。

（7）压缩和液化气。

（8）易燃液体。

（9）易燃自燃和遇湿易燃物品。

（10）氧化剂和有机过氧化物。

（11）毒害品。

（12）放射性物品。

（13）腐蚀品。

主要特点

（1）突发性。

（2）群体。

（3）快速性和高度致命。

（4）危害极大。

(5)治疗困难和矛盾突出。

处理原则

(1)政府职能部门牵头负责。

(2)国防、司法、环保、消防、卫生、交通等职能机构。

(3)系统工程。

(4)应急处置。

(5)绿色抢救通道。

(6)控制危险化学品事故源。

(7)控制污染区。

(8)抢救受伤人员。

(9)确定有毒有害化学物质。

(10)受染区居民防护或撤离。

(11)对受染区洗消。

(12)通信、物资、气象、交通、防护保障。

医学救援

(1)迅速转运。

(2)防护措施。

(3)呼吸防护。

(4)皮肤防护。

(5)眼睛防护。

(6)食品防护。

(7)支持治疗。

(8)健康宣教。

下篇：人为灾害

踩踏事件

大量人流在拥挤空间活动时,由于某种因素发生秩序混乱,导致人群互相推挤踩踏,造成伤亡的事件。

2006 年 1 月 12 日中午,沙特阿拉伯麦加朝觐活动发生大规模踩踏事故,造成了 362 人死亡。

2010 年 7 月 24 日,德国杜伊斯堡"爱的大游行"电子音乐狂欢节,当天参加活动的人近 140 万,发生恐慌性踩踏事件,造成 19 人死亡,至少 340 人受伤。

2004 年 2 月 5 日,北京密云元宵灯会踩踏事故,造成 37 人死亡,24 人受伤。

主要特点

(1)撞击。

(2)挤压。

(3)碾挫。

(4)烧伤、烫伤。

(5)伤情比较严重,致残率及死亡率均很高,反复踩踏易造成伤情不断加重。

处理原则

(1)保持镇静,维护秩序。

(2)紧急呼救。

(3)伤情判断。

预防措施

(1)平时培养处事冷静的态度和秩序意识。

（2）人员疏散演习。

（3）逃生通道的畅通。

（4）集体活动周密组织。

恐怖袭击

恐怖袭击与每个人相关，虽不常见，但肯定某时在某处发生恐怖分子利用多种手段制造恐怖事件，如爆炸、劫机、投毒等。制造爆炸事件是恐怖分子进行恐怖活动最常见的方法，包括自杀式爆炸和汽车炸弹爆炸等恐怖事件造成大量人员伤亡和财产损失，制造恐怖气氛，威胁社会稳定。

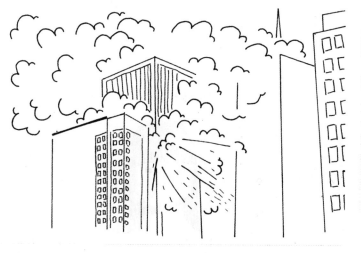

恐怖主义

致伤机制

直接作用伤：高温高压气体，高速飞散碎片

间接作用伤：门窗玻璃和物件破碎、房屋倒塌等造成的损伤，如抛坠伤、压伤，或由于人群拥挤造成的踩踏伤等

 下篇：人为灾害

现场特点

(1)爆炸与燃烧的双重作用。

(2)物体破坏和人员伤亡。

(3)爆炸现场的潜在危险性。

救援原则

(1)评估现场安全形势。

(2)伤员紧急疏散。

(3)现场救护。

(4)转送。

参考文献

[1]　张国泰,张愈. 灾难医学[M]. 北京:北京医科大学. 中国协和医科大学联合出版社,1993.

[2]　王志红. 危重症护理学[M]. 北京:人民卫生出版社,2003.

[3]　于开今. 侯世科. 地震灾害医疗救援实用手册[M]. 北京:人民军医出版社,2009.

[4]　蔚百彦. 实用院前急救学[M]. 西安:西安交大出版社,2011.

141